Ruth Pfennighaus · Katja Hogh

KLEINE KRÄUTERKUNDE FÜRS IMMUNSYSTEM

Ruth Pfennighaus • Katja Hogh

Kleine Kräuterkunde fürs Immunsystem

Heilsames aus Wiese, Wald und Garten

Francke

Ruth Pfennighaus ist Gesundheits- und Ernährungsberaterin, Kräuterfrau und Fastenleiterin. Sie führt mit ihrem Mann Dietmar seit 1987 Seminare, Weiterbildungen und Beratungen durch. Außerdem ist sie auf zahlreichen Videos bei Hope TV und auf YouTube unter »Kleine Kräuterkunde« und »Gesundheit erleben« zu sehen. Mehr Infos unter www.ge-haus.de.

Katja Hogh hat sich 2001 als freischaffende Künstlerin mit der Werkstatt Eden-Arts selbstständig gemacht. Sie ist verheiratet und lebt mit ihrem Mann bei Rothenburg ob der Tauber. Mehr Infos unter www.edenarts.de und www.instagram.com/katja.edenarts.

Hinweis

Bitte beachten Sie: Die in diesem Buch bereitgestellten Informationen sollen Ihnen dabei helfen, gesund zu leben. Sie können jedoch kein Ersatz für eine ärztliche Diagnose oder die Behandlung durch ausgebildete Mediziner sein. Bitte suchen Sie unbedingt einen Arzt oder eine Ärztin auf, wenn Sie das Gefühl haben, krank zu sein.

Trotz aller Bemühungen ist es uns leider nicht gelungen, die Rechteinhaber sämtlicher Fremdtexte ausfindig zu machen. Für Hinweise sind wir dankbar.

ISBN 978-3-96362-432-2

35037 Marburg an der Lahn
Text: Ruth Pfennighaus
Aquarelle und Umschlagbild: Eden Arts / Katja Hogh
www.edenarts.de; www.instagram.com/katja.edenarts
Gesamtherstellung: Francke-Buch GmbH
Printed in Poland

www.francke-buch.de
info@francke-buch.de

Inhalt

»Dieses Buch widme ich allen denen, die sich ganzheitlich für Gesundheit einsetzen.«

Ruth Pfennighaus

»Für Micha Elias – unser Patenkind und Sonnenschein.«

Katja Hogh

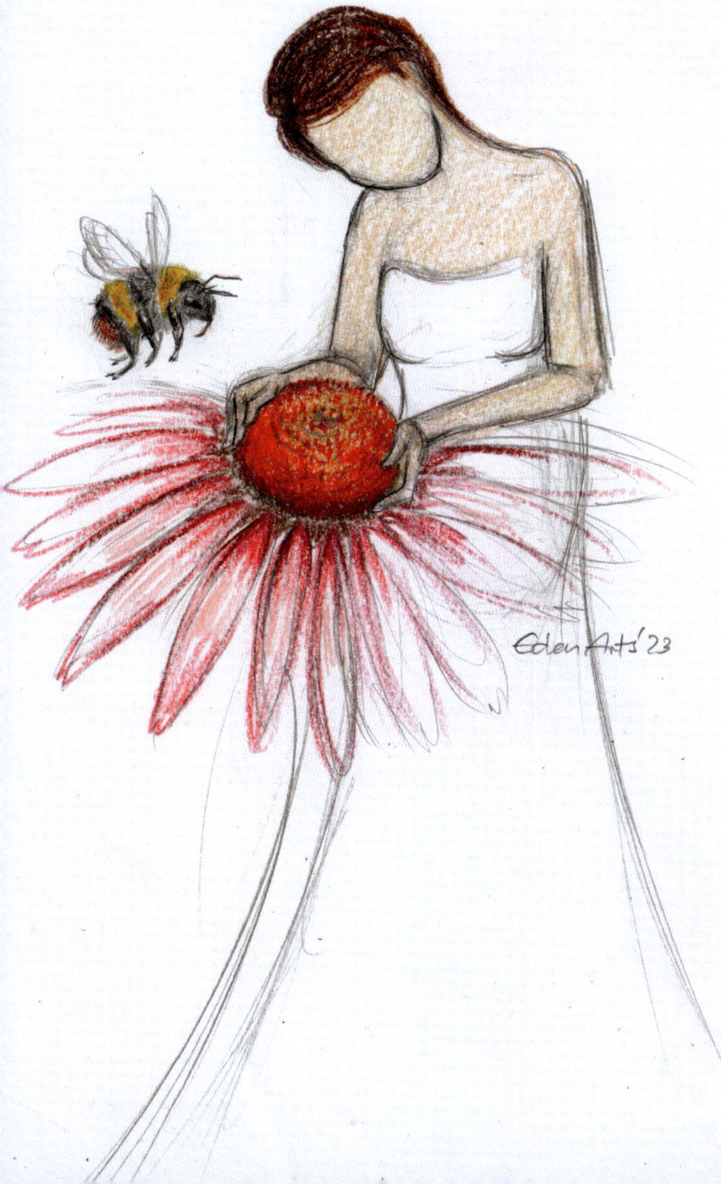
EdenArts'23

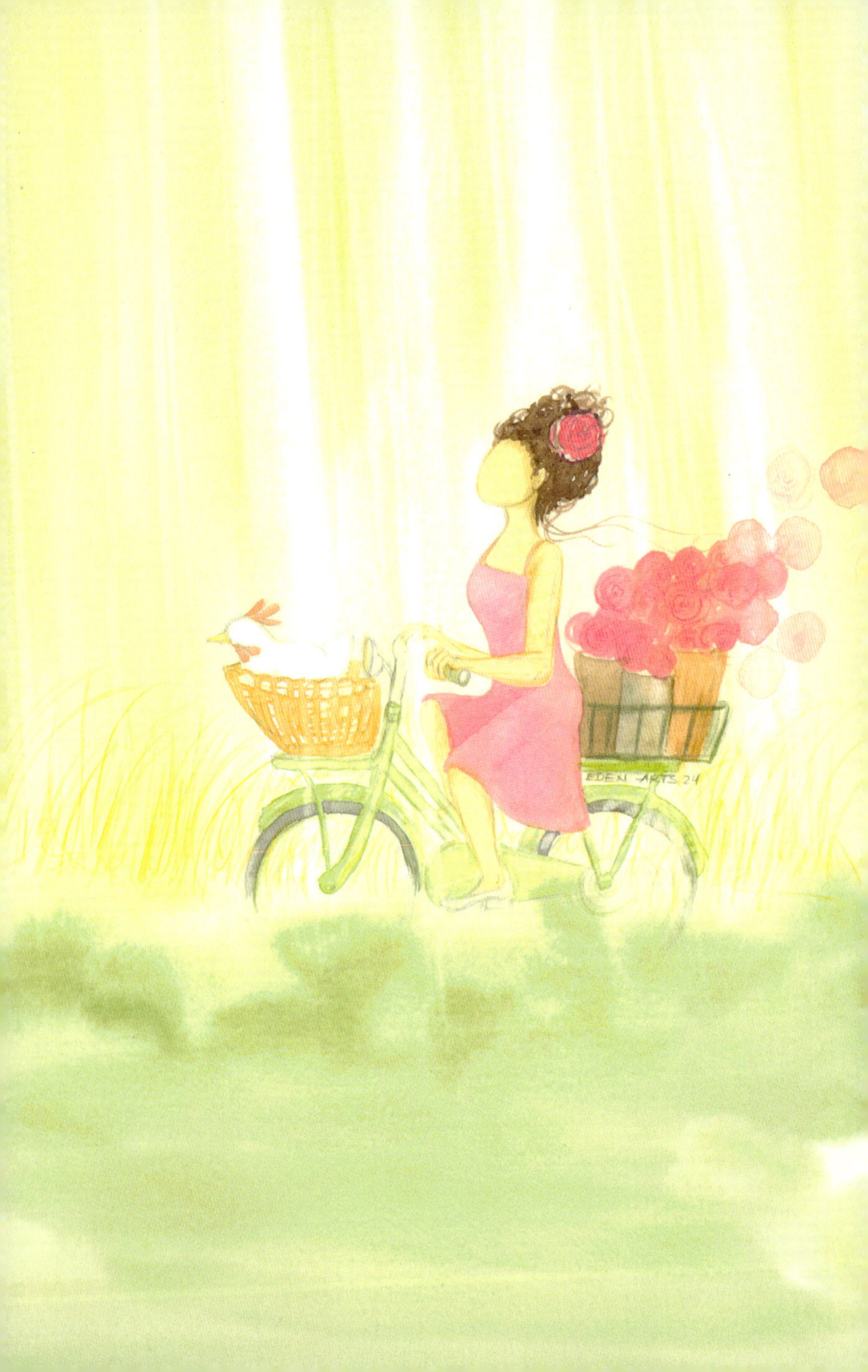
EDEN ARTS 24

Vorwort

In den letzten Jahren wurde uns die große Bedeutung unseres Immunsystems wieder deutlich vor Augen geführt. Ein ausgewogenes Immunsystem ist entscheidend für unsere Gesundheit.

Deshalb möchte ich Sie mitnehmen auf eine Reise zu den Schätzen pflanzlicher Immunstärker und natürlicher Heilmittel aus der Ganzheitsmedizin. Sie sind eine sanfte Ergänzung zur Schulmedizin mit großer Heilwirkung und wenig Nebenwirkungen.

Ich praktiziere vieles davon seit Langem mit gutem Erfolg. Alle Anregungen in diesem Buch stärken unsere Abwehrkraft, mobilisieren unsere Selbstheilungskräfte und unterstützen unser Immunsystem. Damit haben wir unsere Gesundheit ein Stück weit selbst in der Hand. Es ist unsere Aufgabe, unseren Körper anzuregen und seine Reparaturmechanismen zu fördern, damit er seine Aufgaben gut erfüllen kann. Heilungsprozesse sollten unterstützt und unsere Lebensqualität erhöht werden.

Die Medizin der Zukunft wird immer mehr zu einer menschlichen Ganzheitsmedizin werden müssen, die ein riesiges Potenzial bietet. Die integrative Medizin, die zusätzlich zu herkömmlichen Methoden die Pflanzen-, Wasser- und Ernährungsheilkunde mit einbezieht, wird uns auf diesem Weg weiterbringen.

Wir können auf die Stärke unserer Selbstheilungskräfte vertrauen. Unser »äußerer« und »innerer« Arzt sollte bestenfalls immer zusammenarbeiten. Der äußere Arzt ist unser Hausarzt oder Fachärzte, die inneren Ärzte sind alle Hilfsmittel aus der Ganzheitsmedizin und Heilkunde, die unsere Gesundheit unterstützen. Ich möchte alles stärken, was meine Gesundheit fördert. Das ist oft ein langer und schwerer Weg. Ich weiß es aus jahrzehntelanger Erfahrung.

Bei allen Hilfsmitteln geht es letztlich immer um einen Lebensstil der Prävention, der schwere Krankheitsverläufe mildert oder gar verhindert. Allerdings möchten wir oft gerne ein einziges Mittel, das uns schnell wieder auf die Beine bringt. Sinnvoller und effektiver jedoch ist der ganzheitliche Ansatz. Medikamente bekämpfen zwar die Symptome, aber nicht die Ursache der Erkrankung. Oft führen heute Lebensumstände wie immerwährender Stress, ungesunde Ernährung, Bewegungsmangel, Umweltbelastungen, Beziehungsstress und große Alltagssorgen zu vielen chronischen Erkrankungen wie Autoimmunerkrankungen, Allergien, Entzündungen und anderem mehr. Diabetes und Bluthochdruck sind zu Volkskrankheiten geworden und dürften in unserer Zeit eigentlich gar nicht in diesem Ausmaß vorkommen.

Ich möchte Sie mit diesem Buch ermutigen, eine ganzheitliche Sicht der Gesundheit in den Blick zu nehmen oder im Blick zu behalten. Ein Beispiel dazu: Es ist doch interessant, dass Bewegung unsere angeborene Immunabwehr, also unsere schnelle Breitbandabwehr, aktiviert. Durch regelmäßige moderate Bewegung im Alltag erkennt unser Immunsystem Erreger besser und schneller und kann sie so effektiver vernichten. Die natürlichen Killerzellen unseres Immunsystems werden durch regelmäßige Bewegung aktiviert. Bewegung ist somit eine vorbeugende gesundheitliche Maßnahme. Bewegungsmangel ist für unsere Gesundheit doppelt so gefährlich wie Übergewicht.

»Von einem, der spazieren geht, kann man niemals behaupten, er mache einen Umweg.«

(Arthur Schopenhauer, 1788–1860)

Auf den Seiten dieses Buches werden Sie viel Stärkendes und Ermutigendes finden, das für Sie zur hilfreichen Hausapotheke für Ihr Immunsystem im Alltag werden kann. Die hier vorgestellten Gesundheitstipps und Anregungen können Ihnen helfen, einen Schutzwall um Ihre Gesundheit zu errichten. Unser Körper ist auf Gesundheit und nicht auf Krankheit eingestellt. Unterstützen wir ihn bei seiner Arbeit!

An dieser Stelle möchte ich mich ganz herzlich bei Dr. Bettina Wurm, Svenja Riedel, Doris Grappendorf und meinem Mann Dietmar bedanken, die wertvolle Beiträge zu den in diesem Buch vorgestellten Gesundheitstipps und Anregungen geleistet haben.

Ihre Ruth Pfennighaus

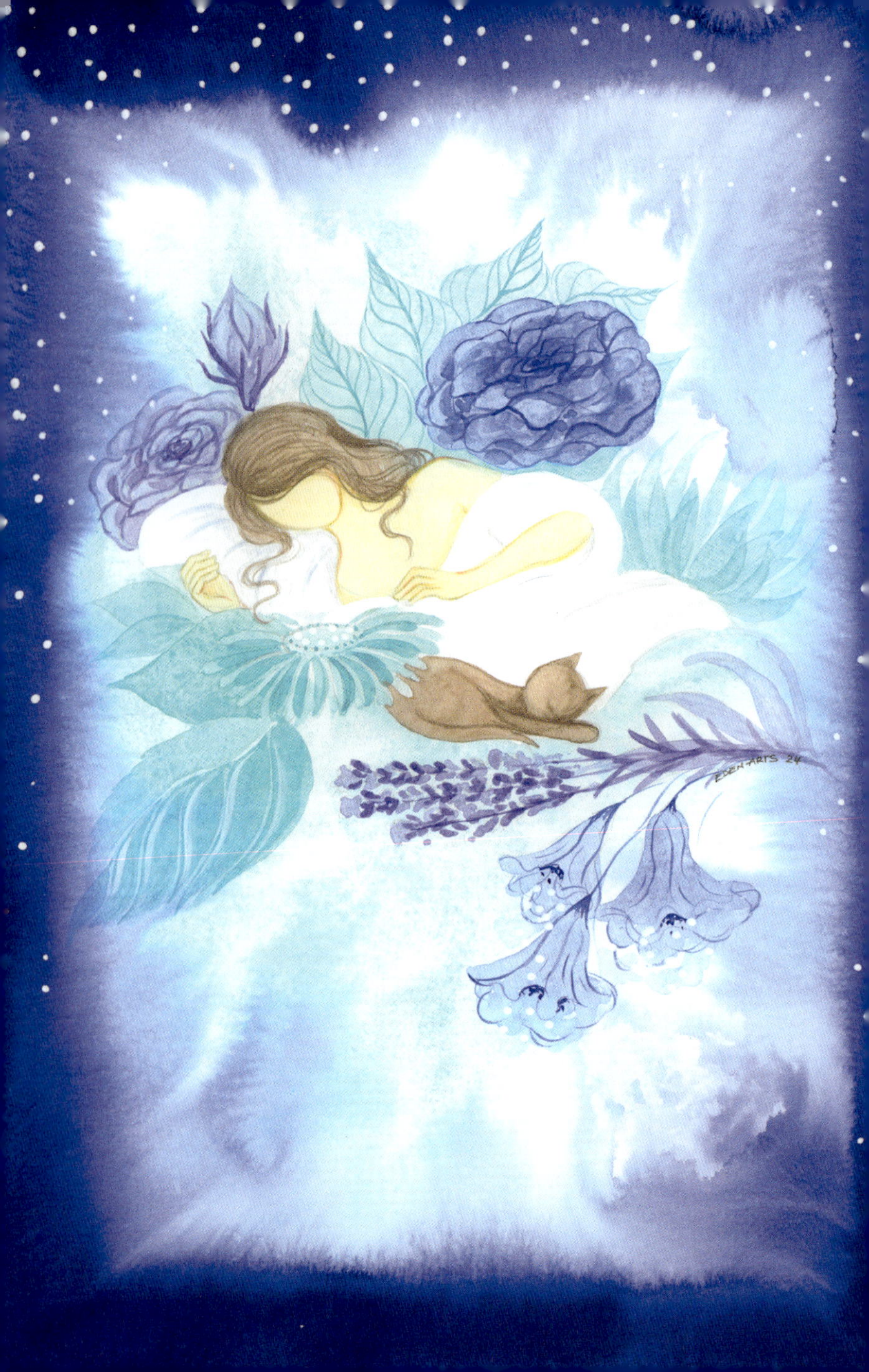
EDEN ARTS 24

Wunderwerk Immunsystem

Unser Immunsystem ist ein absolutes Wunderwerk. Viele unterschiedliche Abwehrzellen sind in ständigem Austausch durch Botenstoffe. So haben wir einen optimalen Schutz gegen Pilze, Viren und Bakterien. Ist dieses Gleichgewicht gestört, greift sich unser Körper oft selbst an (Autoimmunerkrankungen) oder zerstört keine entarteten Zellen mehr.

Das Immunsystem arbeitet als Netzwerk – unser Hormonsystem und unsere Psyche, Stress, Angst und Sorgen greifen in das Geschehen ein und das Immunsystem reagiert. Ein gesunder Lebensstil, Abhärtung, Entsäuerung, Entgiftung und vieles mehr aus der uralten Heilkunst stärken unser Immunsystem.

Geschwächt wird es hingegen durch dauerhaften Stress, Bewegungsmangel, Übergewicht, Rauchen, Alkohol, ungesunde, süße, fleischlastige Fertignahrung und vieles mehr. Denken wir immer daran, dass wir unsere Gesundheit ganzheitlich stärken sollten. Darum wird es im Folgenden gehen.

Unser Immunsystem aus ganzheitlicher Sicht

Das Immunsystem ist **ein faszinierendes und hochkomplexes Netzwerk** von biologischen Strukturen, Zellen und Molekülen, das den menschlichen Körper vor Krankheitserregern schützt. Diese Abwehrmechanismen sind von entscheidender Bedeutung für die Aufrechterhaltung der Gesundheit und die Abwehr von Infektionen.

Das Immunsystem besteht aus verschiedenen Organen, Geweben, Zellen und Molekülen, die eng miteinander interagieren, um den Körper gegen schädliche Eindringlinge zu verteidigen. Zu den wichtigsten Komponenten gehören primäre **Organe** wie der Thymus und das Knochenmark, in denen Immunzellen gebildet und ausgereift werden. Sekundäre Organe wie die Milz und die Lymphknoten dienen als Orte für die Interaktion von Immunzellen und die Erkennung von Krankheitserregern.

Weiße Blutkörperchen oder Leukozyten spielen eine zentrale Rolle im Immunsystem. Es gibt verschiedene Arten von **Immunzellen** mit unterschiedlichen Aufgaben.

Antigene sind Moleküle, die eine Immunantwort auslösen können, also z. B. Allergene, Stoffe, auf die wir allergisch reagieren. Antikörper dienen dazu, Antigene zu erkennen und zu neutralisieren. **Antikörper** müssen also unterscheiden können, ob ein Stoff »gefährlich« für das System ist und abgewehrt werden muss oder ob das Immunsystem nicht reagieren muss, weil keine Gefahr vorliegt. Wenn das Immunsystem schon einmal mit einem krank machenden Erreger in Kontakt war, erinnert es sich daran und kann schneller Antikörper produzieren, um die Gefahr abzuwehren. Dies ist der Effekt von Impfungen.

Die genaue **Regulation** des Immunsystems ist entscheidend, um übermäßige Reaktionen gegen körpereigene Zellen zu verhindern. Fehler in dieser Regulation können zu Autoimmunerkrankungen führen, bei denen das Immunsystem irrtümlicherweise körpereigene Gewebe angreift. Beispiel für Autoimmunerkrankungen sind Diabetes Mellitus Typ 1, Rheumatoide Arthritis, Hashimoto-Thyreoiditis und viele andere mehr.

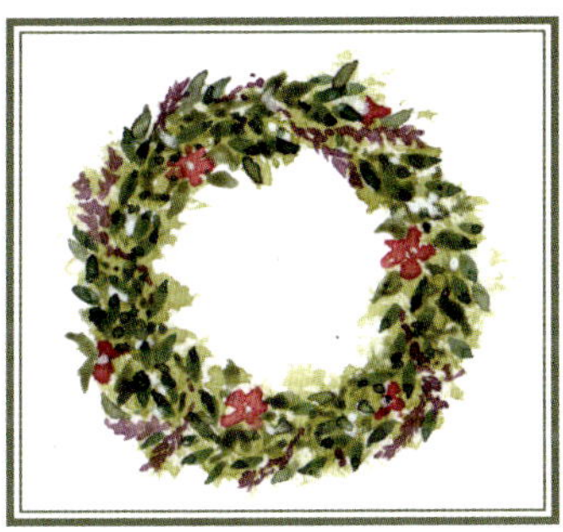

Das Immunsystem ist anfällig bzw. labil, weil es im Kontakt mit anderen inneren Systemen steht. Der relativ neue Zweig der Medizin der **Psychoneuroimmunologie**, kurz PNI, beschäftigt sich ausführlich damit. Es wird immer mehr deutlich, wie das Nervensystem und etwaige Belastungen wie Stress jeder Art die Psyche und das Immunsystem zusammenhängen. Bei instabilem Immunsystem sollten also unbedingt die anderen Lebensbereiche mit angeschaut werden.

Letzten Endes spielt das Immunsystem eine wichtige Rolle bei der Erkennung und Bekämpfung von Krebszellen. Jederzeit befinden sich in unserem Körper Krebszellen, die im Idealfall durch ein gut funktionierendes Immunsystem abgefangen werden können. Immuntherapie ist eine aufstrebende Behandlungsmethode, die darauf abzielt, das Immunsystem zu stärken und seine Fähigkeit zur Krebsbekämpfung zu verbessern.

Insgesamt ist das Immunsystem ein erstaunliches biologisches Netzwerk, das den Körper vor zahlreichen Bedrohungen schützt. Ein besseres Verständnis seiner Funktionsweise ermöglicht die Entwicklung wirksamerer Strategien zur Vorbeugung und Behandlung von Infektionskrankheiten sowie zur Unterstützung bei der Krebsbekämpfung. Fortschritte in der Immunologie tragen kontinuierlich dazu bei, die Komplexität dieses Systems zu enträtseln und neue therapeutische Ansätze zu entwickeln, um die menschliche Gesundheit zu fördern.

Glücklicherweise können wir unser Immunsystem aktiv unterstützen. In diesem Buch sind zahlreiche Beispiele zu finden. Diese Unterstützung kann durch äußere Maßnahmen wie Cremes, Salben, Umschläge mit Inhaltsstoffen (bevorzugt aus der Natur), aber auch Wasser- und Eisanwendungen geschehen. Die innere Unterstützung des Immunsystems durch Ernährung (inklusive verschiedener Fastenformen), ausreichend Trinken von Wasser, Aromatherapie, ergänzt durch eine weitreichende Psychohygiene, hat großen Einfluss auf unsere Gesundheit. Nicht zuletzt sind ein gesunder Schlaf mit guter Schlafhygiene, Bewegung an frischer Luft, das Meiden von (zu viel) schädlichen Stoffen wie Nikotin und Alkohol ein Ausdruck eines die Gesundheit erhaltenden Lebensstils. Herzliche Einladung dazu!

Ich bin sehr dankbar und glücklich über die wachsende Zusammenarbeit mit den Menschen aus dem Marburger Gesundheitshaus. Auf viele weitere wunderbare Begegnungen und erfolgreiche Projekte!

(Dr. med. Bettina Wurm, Ärztin, Psychotherapeutin, Körpertherapeutin, Referentin für Körperarbeit /Embodiment)

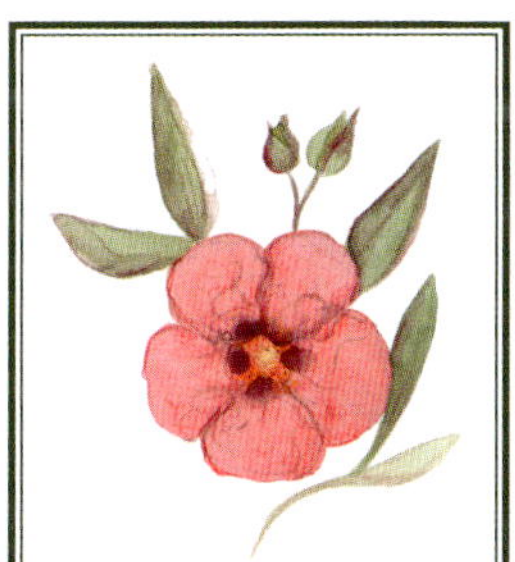

»Tu deinem Leib des Öfteren etwas Gutes,
damit deine Seele Lust hat,
darin zu wohnen.«

(Teresa von Ávila, 1515–1582)

Ratschläge aus der Ganzheitsmedizin

»Suche den Funken, der das Feuer deiner Heilkraft in dir entzündet.«

(Paracelsus, 1493–1541)

In unserem Körper geht es immer um Aufrechterhaltung und Wiederherstellung von Ordnungen. Krankheiten und Symptome empfinden wir oft zu Recht als »aus dem Tritt« geraten.

Aus der großen Fülle der Ratschläge aus der Ganzheitsmedizin beschränke ich mich auf einfache, im Alltag durchführbare Anwendungen. Sie sollten griffbereit in unserer Hausapotheke bereitstehen, denn die Erkrankungen kommen oft plötzlich. Daher ist es gut, sich mit diesem Bereich intensiver zu beschäftigen.

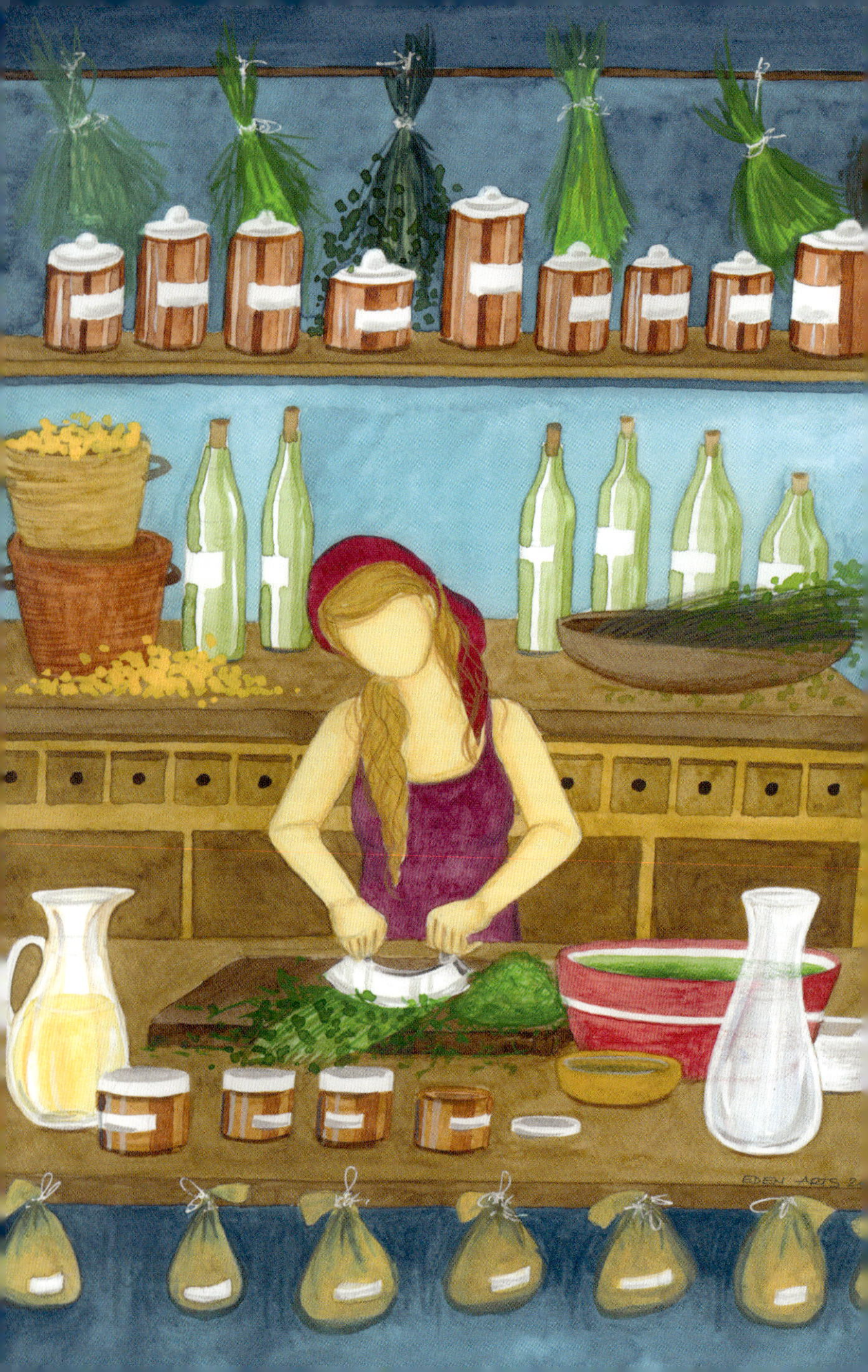
EDEN ARTS

Stärkung der Darmflora

Unser Immunsystem sitzt zu 80 Prozent im Darm. Diese Erkenntnis sollten wir bei diesem wichtigen Thema nie aus den Augen verlieren. Deshalb hat die Stärkung unserer Darmflora unsere oberste Priorität. Zur Erinnerung: Viele Faktoren schwächen unsere Darmflora. Übermäßiger Stress schadet unserem Darm sehr, ebenso schnelles Essen und wenig Kauen, ungesunde Ernährung und Bewegungsmangel. Unser Magen-Darm-Bereich ist hochsensibel und sehr stark mit unserem Gehirn verbunden. Daher reagiert unser Darm und damit auch unser Immunsystem sensibel auf Seelisches. Zu viel Weißmehl, Zucker und Milchprodukte wie Milch und Käse erschöpfen unsere Verdauungsorgane. Eine rohkostlastige, grüne Vollwerternährung dagegen unterstützt zusammen mit der **Wildkräuterküche** die Heilung sehr.

Wir können unseren Darm und unser Immunsystem zum Beispiel durch **milchsauer vergorenes Gemüse** wie Sauerkraut und Kimchi stärken. Eine gute Kur für den Darm ist es auch, wenn Sie täglich am Morgen 50 ml **Brottrunk** (z. B. von Kanne), mit etwas Wasser verdünnt, über mehrere Wochen zu sich nehmen. Brottrunk bekommt man schon in vielen Supermärkten. Es handelt sich hierbei um milchsauer vergorenes Getreide, das unsere Darmflora pflegt.

Wenn z. B. nach einer Antibiotikabehandlung ihre Darmflora in Mitleidenschaft gezogen ist, können Sie diese auch durch Produkte mit **Bifidobakterien** über mehrere Wochen hinweg wieder aufbauen. Diese bekommt man gut in der Apotheke. Bifidobakterien sind gute Darmbakterien, die über eine längere Zeit hinweg eingenommen werden können und das verarmte Darm-Mikrobiom stärken. Nehmen Sie gern den Rat eines Heilpraktikers dazu in Anspruch.

Unser Darm liebt außerdem **Wasser** und **gutes Kauen** zur Verdauung. Dabei macht es einen großen Unterschied, ob man vor oder während des Essens trinkt: Trinken Sie nichts zum Essen, das stört die Verdauung und die Speichelproduktion.

Fasten

Fasten ist der größte Appell an unsere Selbstheilungskräfte. Schon Hippokrates sagte: »Heile ein kleines Weh eher durch Fasten als durch Arznei!« Unser Immunsystem wird durch diesen »königlichen Weg der Heilung« und durch die »Chirurgie ohne Messer« entlastet und wirkungsvoll unterstützt. In den verschiedenen Formen des Fastens haben wir eines der wichtigsten Mittel, um mächtige Impulse für Heilung und Gesundheit zu setzen. Integrieren Sie das Prinzip des Fastens in Ihren Alltag und entdecken Sie die heilenden Wirkungen, denn Entgiftung und Entschlackung stärken immer unsere Lebensenergie. In meinem Buch »Einfach fasten – gesünder leben« bekommen Sie gute Anleitungen dazu.

»Die vornehmste aber und wirkungsvollste Art, euren inneren Arzt wirken zu lassen, besteht im Weglassen aller Nahrung, also in der Entsorgung des Körpers und der damit verbundenen Mobilisierung körpereigener Heilkräfte.«

(Hippokrates, 460–370 v. Chr.)

Ich faste seit vielen Jahren und leite Fastengruppen. Dabei erlebe ich erstaunliche Heileffekte. Durch die starke Ordnungstherapie des Fastens wird der Körper angeregt, sich selbst zu helfen und die Ordnung im Organismus wiederherzustellen. In Fastenzeiten setze ich auch Impulse für die Veränderung von Ernährung und Essverhalten. Planen Sie Ihre nächsten **Fastentage oder eine Fastenwoche** fest in Ihrem Kalender ein. Vielleicht schließen Sie sich auch einer Fastengruppe an, denn es ist oft einfacher, in stärkender Gemeinschaft zu fasten, als allein. Sie werden einen großen Gesundheitsgewinn durch das Fasten erleben. Fasten tut gut! Nur Mut!

Propolis

Mit Propolis, einer harzartigen, gegen Bakterien und Pilze wirksamen Masse, kleiden die Bienen ihren Bienenstock aus und dichten ihn ab, damit keine Keime hineingelangen können. Dieses uralte Heilmittel gehört zu den ältesten Wirkstoffen der Welt. Schon immer kauten Imker dieses Harz gerne zur Prävention. Es hat stark desinfizierende und keimtötende Inhaltsstoffe und aktiviert die Thymusdrüse. Ich las, dass die Angriffstruppe der Makrophagen durch Propolis äußerst aktiviert wird und unser Immunsystem schützt. Propolis ist gegen viele Formen von Viren aktiv und macht keine Darmprobleme. Besonders nach bakteriellen Infektionen und nach Operationen wird die Wundheilung verbessert. Es stärkt unseren Stoffwechsel und ist auch als natürliches Antihistaminikum gegen Heuschnupfen einsetzbar. Wer allerdings auf Bienen- oder Wespenstiche allergisch reagiert, sollte auf Propolis-Produkte verzichten, da sie ein gewisses allergisches Potenzial besitzen. Achten Sie bei Tinkturen oder Kapseln mit Propolis auf Bioqualität. Am besten kaufen Sie diese beim Imker Ihres Vertrauens.

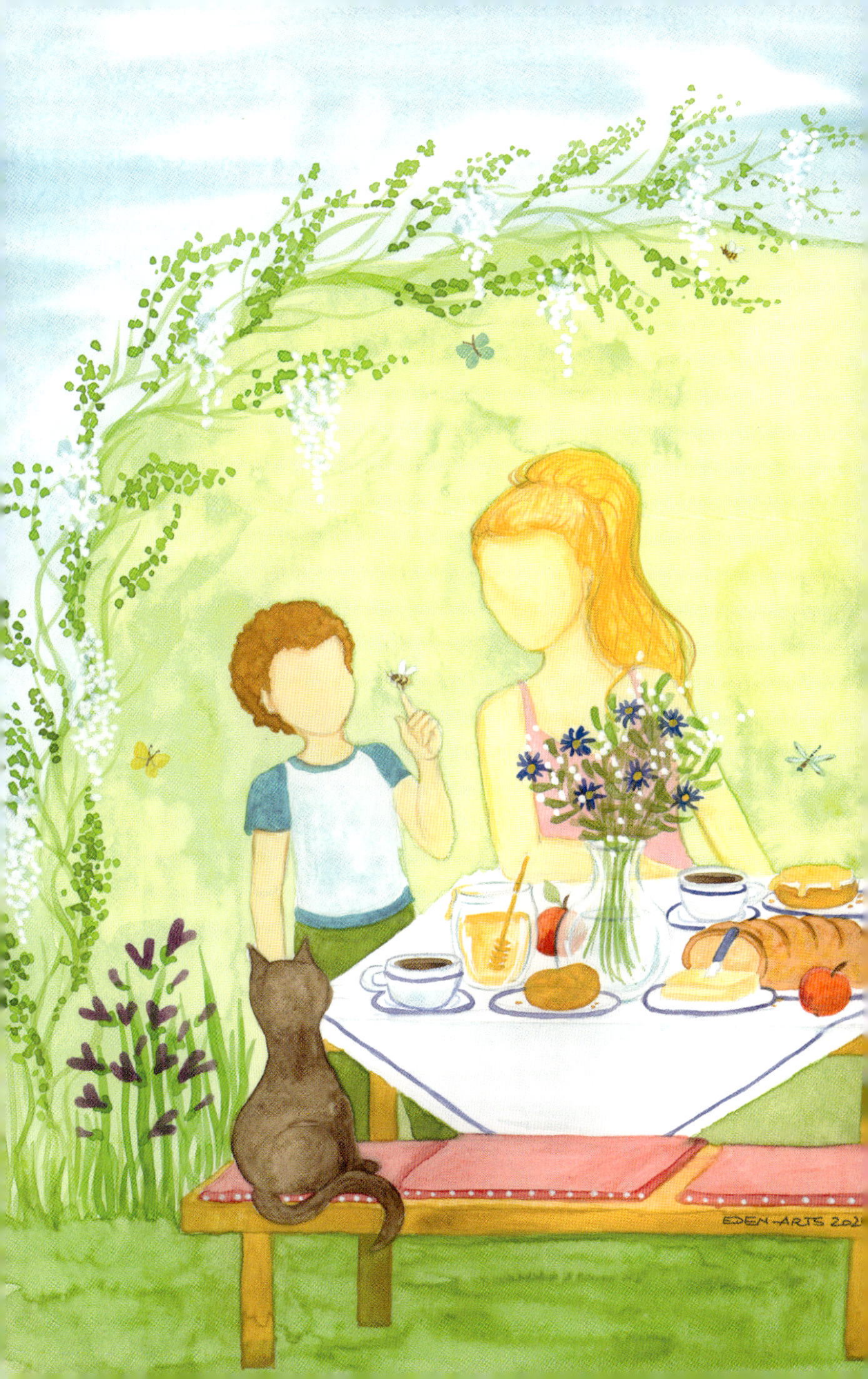
EDEN-ARTS 2021

Honig

Für 500 Gramm Honig müsste eine einzelne Biene mehr als 50.000-mal ausfliegen und dabei eine Wegstrecke von ca. 100.000 Kilometer zurücklegen – zweieinhalbmal um die Erde! Honig ist also unglaublich kostbar und außerdem ein echtes Wundermittel. Bis vor 200 Jahren wurden Speisen fast nur mit Honig gesüßt und bekamen eine hohe Wertschätzung. Als Superfood kann Honig auch heute noch in der Küche als Ersatz von Weißzucker beim Backen eingesetzt werden. Honig hat außerdem eine entzündungs- und bakterienhemmende Wirkung und wird schon seit Jahrtausenden als »Bienenantibiotikum« genutzt. Er bremst die Vermehrung von Keimen und wirkt sogar bei multiresistenten Keimen. Honig wirkt von innen, besonders bei Atemwegserkrankungen, aber auch von außen als gutes Wundheilmittel und zur Pflege von Narben.

Ölziehen

Unsere Mundflora ist ähnlich wie unsere Darmflora für eine stabile Gesundheit verantwortlich. Dieses uralte Heilmittel können wir gut während unserer »Morgentoilette« einsetzen. Ich habe eine kleine Flasche gutes Öl mit ein paar Tröpfchen Pfefferminzöl versetzt. Für ungefähr fünf Minuten bewege ich einen Esslöffel Öl kräftig in meinem Mund und spucke das Öl dann wieder aus. Auch die Reinigung der Zunge mit einem

Zungenschaber ist empfehlenswert. So können Bakterien, die sich über Nacht im Mund angesammelt haben, gut entsorgt werden. Erst danach putze ich meine Zähne.

Trockenbürsten

Auch das Trockenbürsten gehört als morgendliche Übung für ein paar Minuten zu den immunstärkenden Ritualen. Unser Stoffwechsel wird dadurch angeregt und alles gut durchblutet. Eine Trockenmassagebürste erhalten Sie zum Beispiel bei Ihrem örtlichen Drogeriemarkt. Durch unsere Haut sind wir mit allen inneren Organen verbunden. Wenn wir uns am Morgen bürsten, massieren wir sie gleichzeitig und tun ihr etwas Gutes. Außerdem ist das Bürsten ein toller »Wachmacher«: Unser Kreislauf wird aktiviert und angeregt. Am besten beginnen Sie mit den Armen, wenden sich dann dem Bauch- und Brustbereich zu und bürsten dann die Beine, immer zum Herzen hin. Das ist eine einfache und effektive Gesundheitsprävention.

Wasser von innen und außen

Wasser ist Leben und ein echter Wachmacher. Heilsame Reize, die zum Beispiel durch Güsse und Waschungen gesetzt werden, trainieren unsere Gefäße. Sie geben dem Körper einen Schubs zur Genesung. Mehr Sauerstoff gelangt in unsere Zellen. So werden die Durchblutung, der Lymphfluss, der Stoffwechsel und die Entgiftung angeregt. Außerdem ist Wasser unser bestes Transport- und Lösungsmittel und hilft uns, schädliche Stoffe aus Bindegewebe und Zellen abzutransportieren. Ein sauberes Bindegewebe ist die Voraussetzung für einen gut funktionierenden Stoffwechsel.

Kälte erzeugt im Nachgang Wärme als Gegenregulation. Deshalb trainieren gerade kalte Güsse und Wechselduschen unser Immunsystem. Wir sind abgehärteter und werden nicht bei allen Wetterkapriolen krank. Auch regelmäßiges Schwimmen und Saunieren stärkt unsere Körperabwehr. Besonders bei Atemwegserkrankungen sind Urlaube am Meer ein Segen.

Sebastian Kneipp – Pfarrer, Wasserdoktor, Menschenfreund

Sebastian Kneipp war ein ganzheitlich denkender und handelnder Mensch, der seiner Zeit weit voraus war. Sein Leben berührt mich immer wieder. Seine Wasseranwendungen hatten einen dreifachen Effekt. Sie sollten ungesunde, kranke Stoffe im Inneren auflösen, ausleiten und dann den Körper kräftigen. Er war ein tiefgläubiger Mann. Sein Leitsatz war: »Wie gut ist Gott!«

Er entdeckte viele **Pflanzen und ihre Heilwirkung**.

So galt zum Beispiel der Huflattich vielen Menschen

als reinstes Unkraut, Sebastian Kneipp aber entdeckte diese Pflanze neu als vorzügliches Heilmittel zum Reinigen der Brust und zum Säubern der Lunge. Bei Husten und Fieber und vielen anderen Erkrankungen wendete er Huflattich an, zum Beispiel als Brustwickel.

Sebastian Kneipp wurde 1821 in Stephansried, in der Nähe von Ottobeuren, geboren. Die Kneipps waren bettelarm, sein Vater war einfacher Weber. Nur zum Kirchweihfest konnte er sich satt essen. Wenn es nachts schneite, konnte Sebastian am Morgen vom Bett aus Schneebälle machen. Schon als Elfjähriger musste er mit an den Webstuhl. Er wäre so gerne Geistlicher geworden, es war aber kein Geld da. So suchte er jahrelang Sponsoren für die Erfüllung seines Wunsches. Alle winkten ab. »Wollte dich der Herrgott zum Studenten, dann hätte er uns auch Geld gegeben«, sagten seine Eltern. Er schuftete bei Bauern und sparte eisern jeden Pfennig. An seinem 20. Geburtstag – da hatte er genug Geld gespart und sich das Nötigste an Kleidung und Hausrat für ein Studentenleben zusammengesucht – brannte fast das ganze Dorf ab, auch Kneipps Elternhaus mit allem Erspartem. Er gab aber nicht auf. Mit unglaublichem Einsatz wurde das Haus wieder aufgebaut. Dann folgte Sebastian Kneipp aber wieder seinem Herzenswunsch, Priester zu werden. Ein Kaplan gab ihm Unterricht. Die Bürgermeisterin verhalf ihm zu anständiger Kleidung und er schaffte den Abschluss am Gymnasium. Durch die vielen Entbehrungen erkrankte er an Lungentuberkulose. Er quälte sich durch die Zeit und konnte doch endlich 1848 in

Dillingen sein Theologiestudium beginnen. Seine Gesundheit war immer noch sehr angeschlagen. Da fand er eine Schrift mit dem Titel »Unterricht von Krafft und Würkung frischen Wassers in die Leiber der Menschen« von Johann Siegemund Hahn, einem Wasserdoktor. Sebastian probierte nun mitten im Winter in der Donau mehrmals die Woche kalte Bäder aus. Er sagte: »Müde ging ich hinein, neu aufgefrischt und gestärkt kam ich jedes Mal heim.« Er erhielt einen Freiplatz fürs Studium in München und fühlte sich dort sehr wohl. Er war gesund geworden und wurde von seinen Mitstudenten wegen seines bereits fortgeschrittenen Alters »Vater Kneipp« genannt. Von da an half er auf ungewöhnlichste Weise, oft trotz Verboten, seinen Mitstreitern mit **Wasseranwendungen**. Unterstützt vom Gärtner und seiner Gießkanne behandelte er in einem Wasserbecken mit großem Erfolg viele Leiden der Seminaristen.

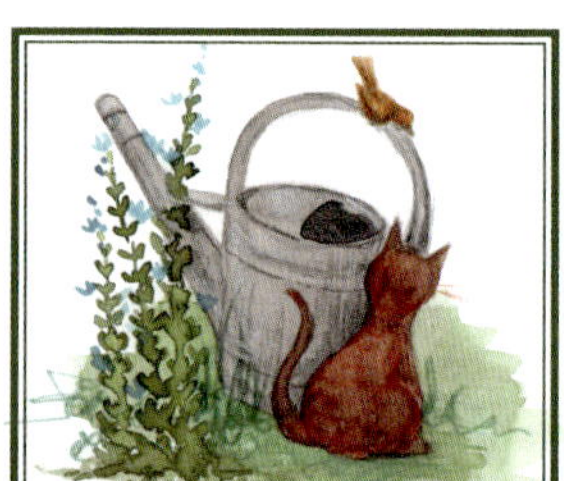

»Der Schöpfer hat manches Kraut
und manche Pflanze wachsen lassen,
die man wenig achtet
oder gar verachtet.«

(Sebastian Kneipp)

Seine Wasseranwendungen und das **Tautreten** bei Verstopfung waren legendär. 1852 wurde er zum Priester geweiht. Seine Familie war überglücklich. Während seines Dienstes heilte er immer wieder, z. B. eine todkranke Magd von der Cholera. Kneipp wurde bald zum »Cholerakaplan«. Strafklagen von Ärzten und Apothekern begleiteten ihn fortan. Nach einem Zwischenstopp in Augsburg wurde er nach Wörishofen in ein Dominikanerinnenkloster versetzt. Dort begann seine umfangreiche, segensreiche Arbeit. Da er mit der Landwirtschaft vertraut war, bewirtschaftete er die klostereigenen Güter und kümmerte sich auch um das zum Kloster gehörige Waisenhaus und die Mädchenschule. Sein ganzheitlicher Blick auf die Gesundheit zeigt sich immer mehr. Dass ein gesunder Körper auch einen gesunden Geist begünstigt und der Körper durch Bewegung an der frischen Luft gesund gehalten wird, diese Erkenntnis prägt Kneipps Worte und Handlungen. Er richtet eine kleine Klosterapotheke ein und die Landwirtschaft entwickelt sich vorbildlich. Kneipp revolutioniert die zu starken Wasserkuren seiner Vorgänger. **Bäder, Wickel, Packungen und Waschungen** passte er immer dem Patienten an. Kaltanwendungen dauerten immer nur sehr kurz.

»Das Wasser ist richtig angewendet das unschuldigste Heilmittel.«

(Sebastian Kneipp)

Trotz seiner Erfolge wurde er von manchen Ärzten der Kurpfuscherei bezichtigt, die auf die ihnen merkwürdig erscheinenden Vorgänge in der Waschküche des Klosters hinwiesen. Danach befragt, wie er denn zur Wasserkur gekommen sei, meinte Kneipp nur: »Das meiste habe ich gelernt aus der Schule der Erfahrung.«

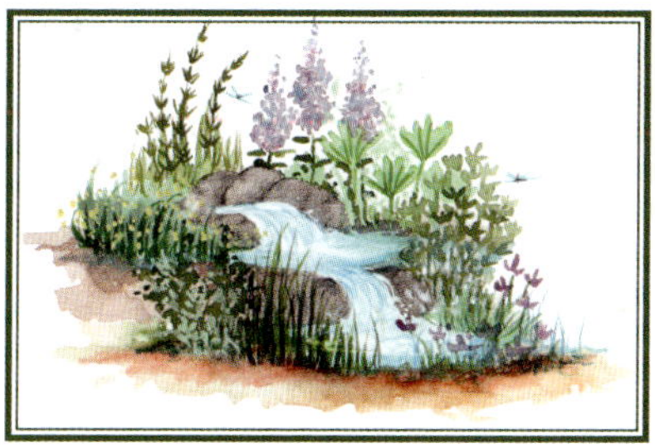

Er bemühte sich sehr, das **Barfußgehen** unters Volk zu bringen. Die Bauern taten es sowieso. Die Menschen lebten einfacher und waren abgehärteter. Je einfacher und leichter die Anwendungen Kneipps waren, desto besser konnte sich deren Wirkung entfalten. Der Erfolg blieb nicht aus. Oft wurde das halbe Kloster zum Wartesaal. Kneipp nahm von armen Leuten nie Geld, er gab ihnen oft noch etwas.

Nach und nach begann er, seine in der **Landwirtschaft** gemachten Erfahrungen aufzuschreiben. Der landwirtschaftliche Ratgeber »Fritz, der fleißige Landwirth« und mehrere Schriften mit landwirtschaftlichem Wissen folgten. Kneipp war ein begeisterter Redner und hielt viele Vorträge, auch um Geld für seine Projekte zu sammeln.

Sein Hauptwerk »**Meine Wasserkur**« erreichte noch zu seinen Lebzeiten über 60 Auflagen. Mittlerweile ist es in viele Sprachen der Welt übersetzt und hat unzählige Auflagen erlebt. Das Geld, das Kneipp vom Verkauf seiner Bücher erhielt, steckte er in Restaurierungsarbeiten. Bald wurde ein Verein von Kneipp-Ärzten gegründet. 1890 erschien sein Buch »**So sollt ihr leben.** Winke und Ratschläge für Gesunde und Kranke zu einer einfachen, vernünftigen Lebensweise und einer naturgemäßen Heilmethode«.

Sebastian Kneipp war überzeugt: »Erst als ich daranging, Ordnung in die Seelen meiner Patienten zu bringen, hatte ich vollen Erfolg.« Er wusste um den engen Zusammenhang von Körper und Seele. Die fünf Säulen der Ordnungstherapie nach Kneipp waren und sind bis heute Hydro-, Bewegungs-, Ernährungs-, Phyto- und Lebensstiltherapie. Kneipp brachte den Menschen bei, nicht auf die Krankheit zu warten, sondern etwas für die Gesundheit zu tun. Er wurde so zum Wegbereiter der späteren Gesundheitsbewegungen. Er starb 76-jährig an einem Unterleibstumor. Er vertraute mehr seinen Heilmethoden als der Operation, die ihm geholfen hätte.

Sein Lebenswerk lässt uns staunen. Er war seiner Zeit weit voraus und noch heute können seine Heilmethoden zu einer wunderbaren Gesundheitsprävention anregen. Wer sich näher mit Kneipps umfangreichem Wissen beschäftigen möchte, das er sich zum Beispiel in Bezug auf Heilkräuter

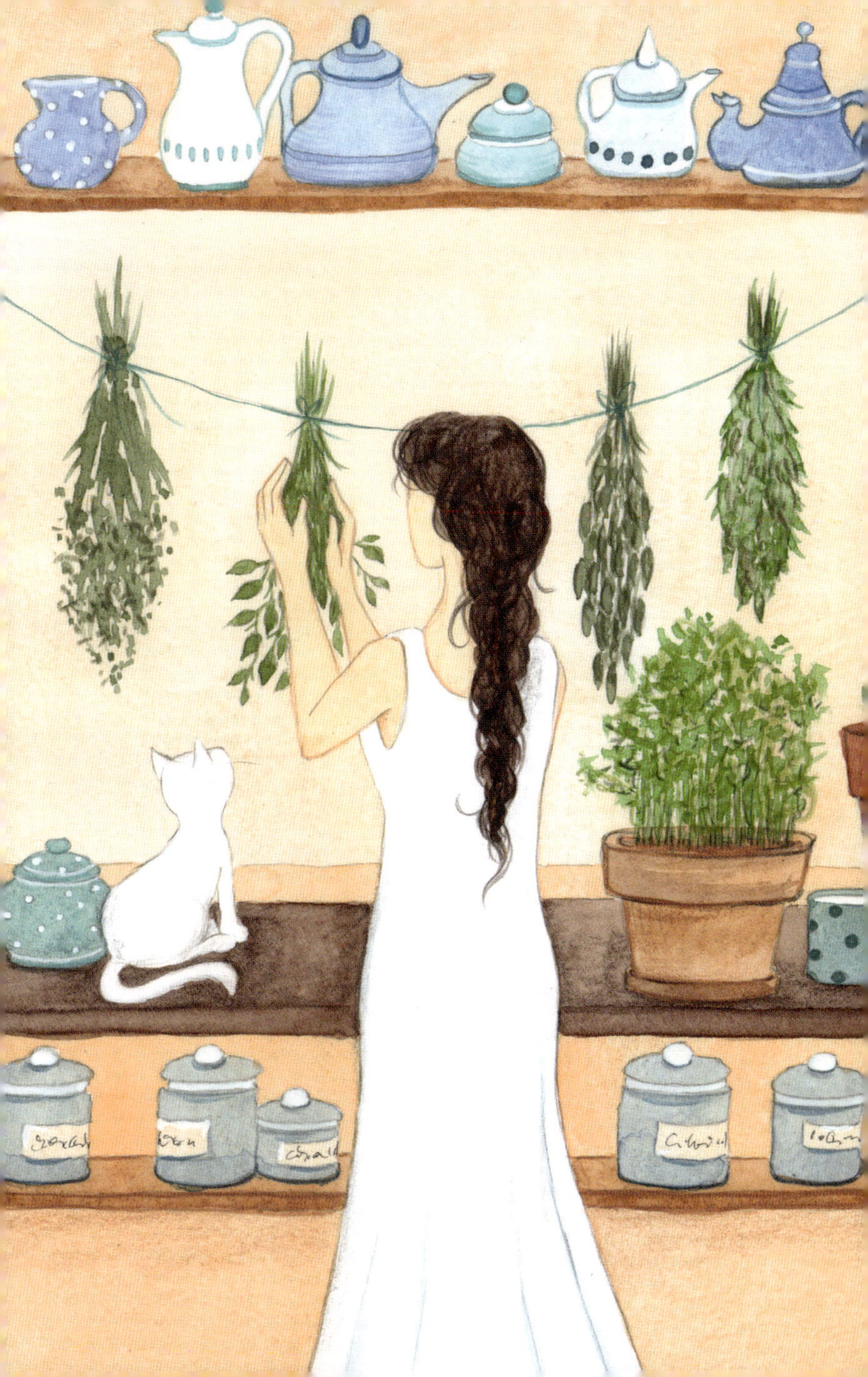

angeeignet hat, dem empfehle ich das Buch »Kneipps Hausapotheke. Bewährte Hausmittel aus dem Garten Gottes« (Nikol Verlag).

»Ich habe die alten, vergessenen und verlassenen Kräutlein wieder aufgesucht, habe ihre Heilkraft erprobt und manchen geheilt von schweren und langjährigen Leiden.«

(Sebastian Kneipp)

Das »WERTVOLL-Prinzip«

In unserem Gesundheitshaus arbeiten wir stark angelehnt an das Ordnungsprinzip von Sebastian Kneipp. Es heißt bei uns »WERTVOLL-Prinzip«. Wir sind davon überzeugt, dass Körper, Seele und Geist immer ganzheitlich betrachtet werden sollten. Und dass wir in der Stärkung des **Immunsystems** nur vorankommen, wenn wir berücksichtigen, von welchen anderen Systemen es abhängig ist. Es bildet mit wenigstens zwei anderen in einer engen Verknüpfung eine Schicksalsgemeinschaft:

Unser gesamter Körper ist vom **Nervensystem** überzogen, das sich pausenlos in dem Spannungsfeld zwischen Anspannung und Entspannung reguliert. Wenn Stress über längere Zeit anhält, wirkt sich das nicht nur auf die Ausgewogenheit unseres Nervensystems, sondern auch auf die Funktionsfähigkeit des Immunsystems aus. Außerdem haben wir ein **Hormonsystem**, mit dem wir Erfahrungen ständig emotional verarbeiten, wovon unsere psychische Befindlichkeit bestimmt ist. Auch dies wirkt sich unmittelbar auf die Arbeit des Immunsystems aus. Der Zweig in der medizinischen Forschung, der diese Zusammenhänge ergründet, heißt Psychoneuroimmunologie (PNI).

Wir können unserem Immunsystem durch unsere Nerven und Hormone Gutes tun. Jede Entlastung des Nervensystems durch Entspannung schützt uns demnach ebenso vor Krankheiten wie emotionale Ausgeglichenheit.

In unserem Gesundheitskompass – dem WERTVOLL-Prinzip – haben wir acht wichtige Bausteine zusammengetragen, die unser Immunsystem stärken. Dabei betonen die vier Bausteinen der zweiten Silbe »VOLL« besonders das, was unsere Seele braucht. Und in der Zusammenschau können wir wieder hinzufügen: was unserem Immunsystem guttut.

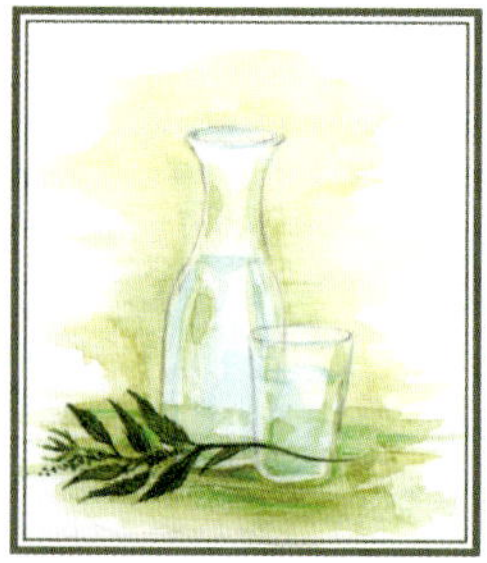

W wie **Wasser:** Wasser ist ein uraltes Heilmittel, das wir täglich in unseren Alltag einbauen können. Es ist einfach anzuwenden, nahezu kostenlos und hat eine entschlackende und reinigende Wirkung von innen wie von außen. Deshalb ist es wichtig, täglich gut zwei Liter Wasser zu trinken und Wasser auch in Form von Waschungen, Wechselgüssen bzw. -duschen oder Bädern anzuwenden.

E wie **Ernährung:** Mit vollwertiger Ernährung kann man die Heilung von Erkrankungen enorm unterstützen. Eine Veränderung des Essverhaltens hin zu mehr Getreideprodukten, grüner und bunter Rohkost, zu Hülsenfrüchten und guten Fetten stärkt unsere Gesundheit sehr.

R wie **Ruhe:** Ruhe und Schlaf gehören zu den großen »Reparierern« unserer Gesundheit. Im Alltag kontinuierlich Zeiten von Entspannung und Erholung einzubauen, das ist schon eine hohe Kunst, die aber unsere körperliche und seelische Gesundheit stärkt.

T wie **Tägliche Bewegung:** Tägliche moderate Bewegung dient nicht nur dem Stressabbau, sondern stärkt und erhöht unsere Lebensqualität.

V wie **Vertrauen:** Unseren Sorgen und Ängsten sollten wir Vertrauen entgegenhalten. Wenn wir Vertrauen gewinnen, muss unser Nervensystem nicht mehr energieintensiv in Alarmbereitschaft sein. Es werden Glückshormone ausgeschüttet, die dem Immunsystem seine Arbeit erleichtern.

O wie **Orientierungssinn:** Orientierungssinn brauchen wir, um unsere Ziele zu erreichen und innerlich zur Ruhe zu kommen. Hier geht es auch darum, Sinnvolles von Sinnlosem unterscheiden zu können und unter anderem gute Gründe zu haben, sich für die Gesundheit einzusetzen.

L wie **Liebe:** Sie basiert auf dem Vertrauen und ist das, was uns in unserer Befürchtung, allein dazustehen, wirklich zur Ruhe kommen lässt. Wo immer wir unsere Verbundenheit erkennen und leben, ist der ganze Mensch gestärkt – natürlich auch unser Immunsystem.

L wie **Leichtigkeit:** Sie ist das Gefühl, das wir uns bei all den Herausforderungen unseres Lebens in besonderem Maße wünschen. Wo immer wir entdecken, was in unserem Leben auch leicht sein kann, ist dies ein wertvoller Impuls für das Miteinander von Hormon-, Nerven- und Immunsystem.

Atemwegserkrankungen und Erkältungskrankheiten

Bewährte Hausmittel, die einfach angewandt werden können, sind oft das erste Mittel der Wahl, wenn man mal »die Nase voll« hat. Interessanterweise weisen uns Sprichwörter oft darauf hin, dass Stress und Arbeit zu viel geworden sind. Der Körper sagt uns: »Jetzt brauchst du erst mal Ruhe, etwa eine Woche.« Wir sollten auf ihn hören. Körper und Seele agieren sehr eng miteinander. Viruserkrankungen nehmen zu und da ist es gut, eine Hausapotheke von Naturheilmitteln, Tees und Pflanzen bereitzuhaben. Mit dem schnellen Einsatz von Antibiotika sollten wir vorsichtig sein, zumal diese bei Viruserkrankungen nicht wirksam sind, sondern bei durch Bakterien verursachte Erkrankungen. Sie haben viele Nebenwirkungen und schädigen die Darmflora. Mit den Mitteln der Naturheilkunde bekämpfen wir nicht in erster Linie die Erreger, sondern stärken die Resilienz und unterstützen unseren Körper bei der Regeneration. Allgemein ist auf genug Schlaf, Ruhe und Frischluftzufuhr zu achten.

Essen Sie in der Akutphase der Krankheit nicht oder nehmen Sie frische und vitalstoffreiche Rohkost und Vollwertkost zu sich. Bei Atemwegserkrankungen sollten wenig bis kaum Milchprodukte und Käse gegessen werden, da sie die Atem-

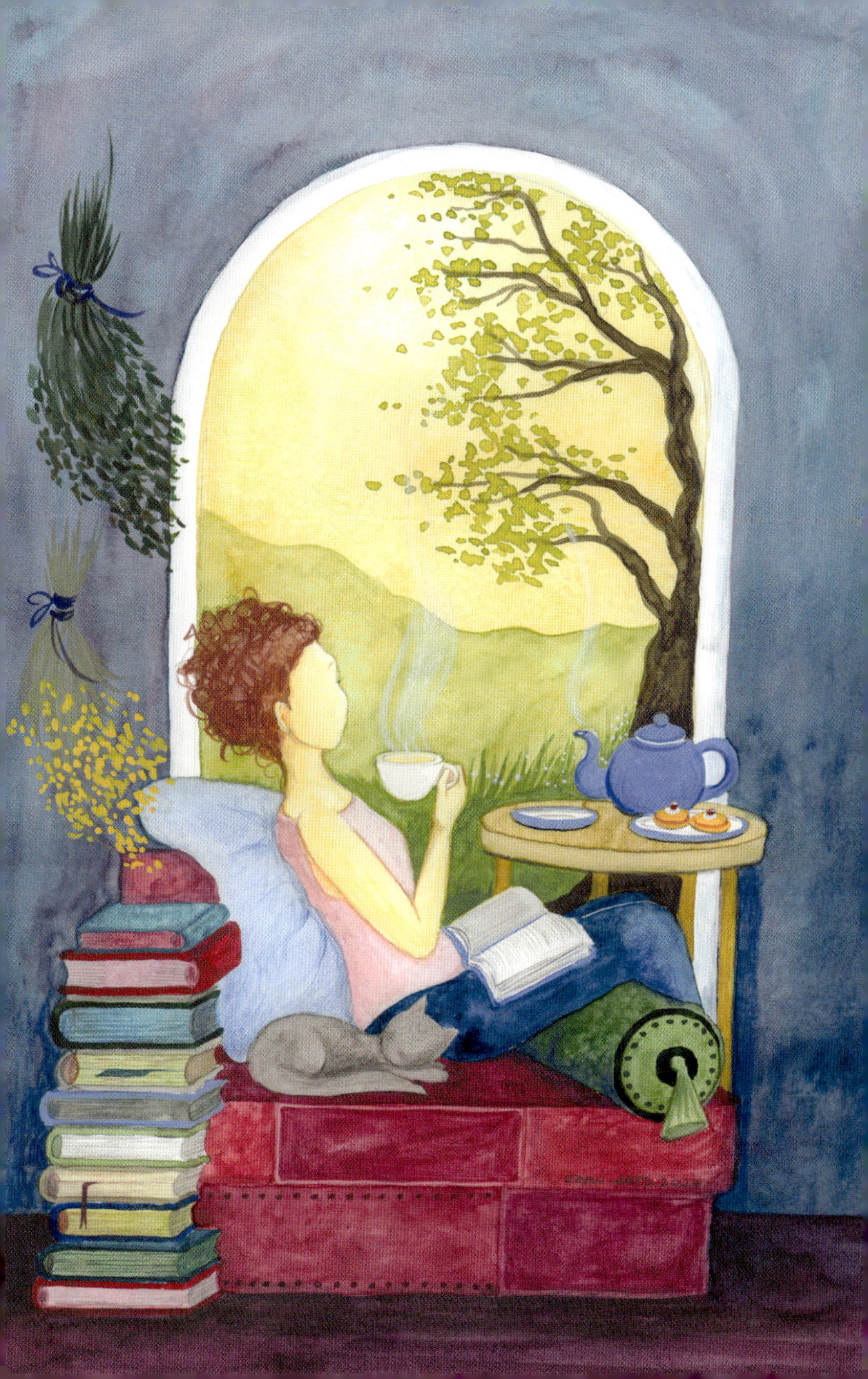

wege verschleimen. Trinken Sie reichlich Flüssigkeit in Form von Wasser und Tee mit Honig und Zitrone.

Alte Heilmittel für akute Erkältungen

Bei akuten Erkältungen greifen wir oft auf den großen Erfahrungsschatz unserer Mütter und Großmütter zurück. Folgende natürliche Heilmittel können lindern:

- Thymiantee
- Nasenspülung mit Salz
- Fußbad (evtl. unter Zugabe von Beifuß)
- Überwärmungsbad: Heißes Wasser (so heiß, wie man es gerade aushält) einlaufen lassen, bei Bedarf heißes Wasser nachlaufen lassen. Das aktiviert die Abwehrkräfte. Dieses Wannenbad bitte nur bei stabilem Kreislauf anwenden.
- Dampfbad mit Kamille
- Bestrahlung mit Rotlicht-Wärmelampe

Ätherische Öle zum Durchatmen

Es gibt viele ätherische Öle, die bei Erkältungen helfen, denn sie wirken virenwidrig, verflüssigen den Schleim, lassen uns wieder durchatmen und sind eine Wohltat für unsere Stimmung. Besonders bewährt haben sich Eukalyptus radiata (Pfefferminz-Eukalyptus), Cajeput (Myrtenheide) und Ravintsara (Kampherbaum). Zusammen mit Lavendel und Orange ergeben sie ein wunderbares Erkältungsspray, das angenehm und sehr frisch riecht. Es kann morgens bis nachmittags immer wieder auf Gesicht und Dekolleté aufgesprüht werden. Abends sollte es nicht mehr verwendet werden, damit man während der Nacht nicht zu viel husten muss, da die Öle stark schleimlösend wirken.

Rezept Hatschi-Spray

30 ml Hamamelishydrolat (Hamameliswasser) oder Rosenhydrolat (Rosenblütenwasser)
3 Tropfen Eukalyptus radiata oder Cajeput oder Ravintsara
2 Tropfen Lavendel fein
2 Tropfen Orange süß

Das Pflanzenwasser (Hydrolat) in eine Sprayflasche füllen, ätherische Öle hinzufügen und vor jeder Anwendung schütteln.

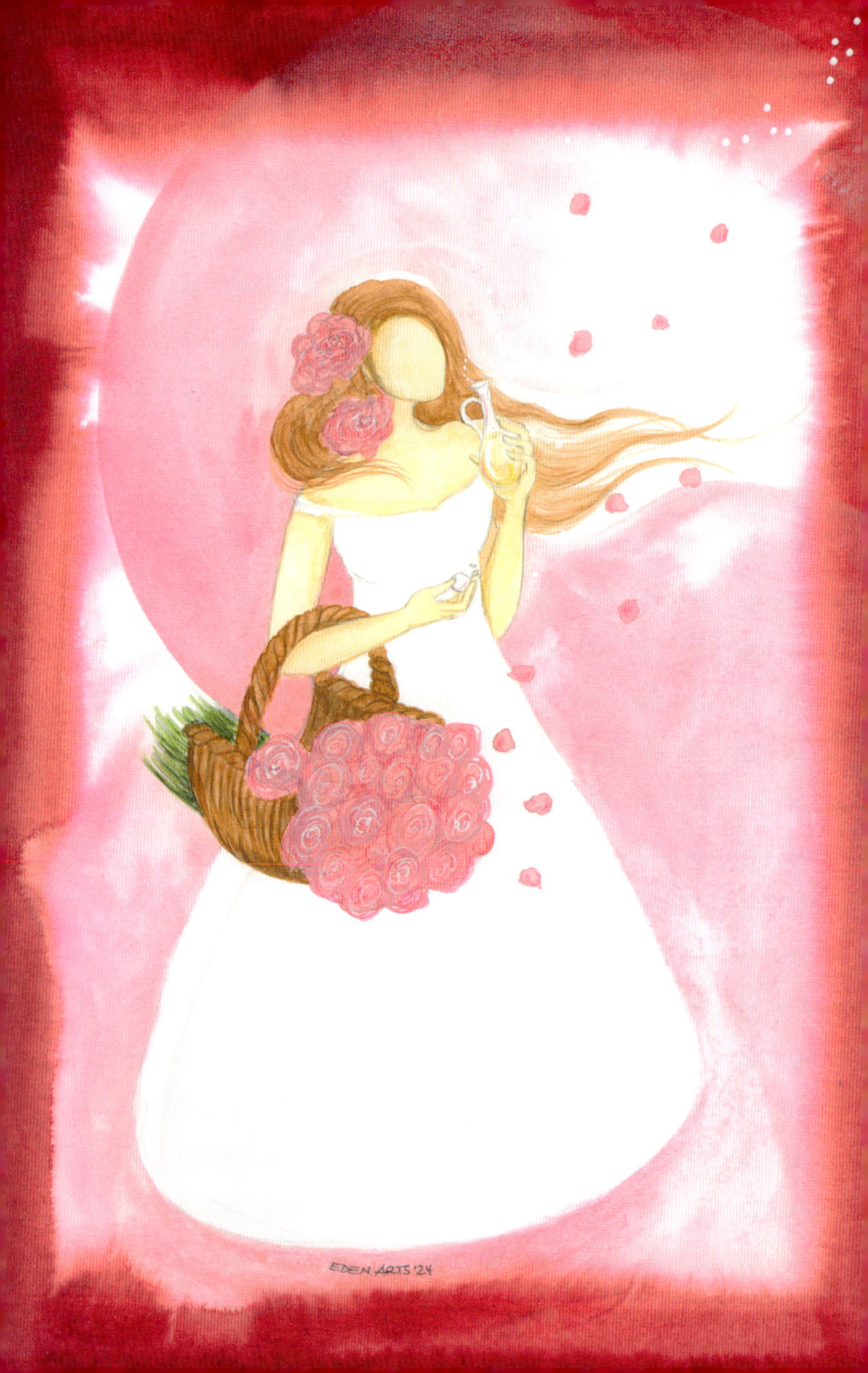
EDEN ARTS '24

Was tun bei wiederkehrenden Erkältungen?

Unser Körper ist oft so erschöpft, dass er eine Auszeit in Form einer Erkrankung sucht. Wenn wir uns über das ganze Jahr hinweg immer wieder mit Erkältungen plagen, ist Immunstärkung und Abhärtung angesagt. Ganzheitlich und breit gefächert auf verschiedenen Lebensstilebenen können wir vorbeugen: Regelmäßige **Bewegung** an frischer Luft, **vollwertige Ernährung und Stressreduzierung** können schon eine große Verbesserung bewirken. Zur Ergänzung wäre eine mineralstoffreiche Wildkräuterküche oder eine **kurzzeitige Nahrungsergänzung** (z. B. mit dem Mikronährstoffkonzentrat von LaVita) in der Schwangerschaft, nach schweren Operationen, nach chronischen Erkrankungen oder zur Unterstützung im Alter sinnvoll. In besonderen Fällen kann hoch dosiertes Vitamin C helfen. Unser Immunsystem können wir auch stärken, indem wir Stoffwechselprodukte entsorgen und unsere Entgiftung z. B. durch Fasten anregen. Auch regelmäßiger **Urlaub am Meer** kann Wunder wirken.

Immer wiederkehrende Erkältungen sind immer ganzheitlich zu behandeln, indem wir die Abwehr in vielen Lebensbereichen stärken. Langfristige Lebensumstellungen können den Krankheitsverlauf mildern, verkürzen oder gar nicht erst zum Ausbruch kommen lassen. Vorbeugen können wir durch die schon erwähnten **Wasseranwendungen** nach Sebastian Kneipp, zum Beispiel kalte Gesichts- oder Wechselduschen und Tautreten. Lassen Sie alles weg, was Ihrer Gesundheit schadet, und investieren Sie in eine mineralstoffreiche Vollwerternährung, **genügend Schlaf** und reduzieren Sie Stress. Auf längere Sicht werden Sie deutliche Verbesserungen spüren. Und denken Sie daran: Ihre Seele hat immer das Sagen.

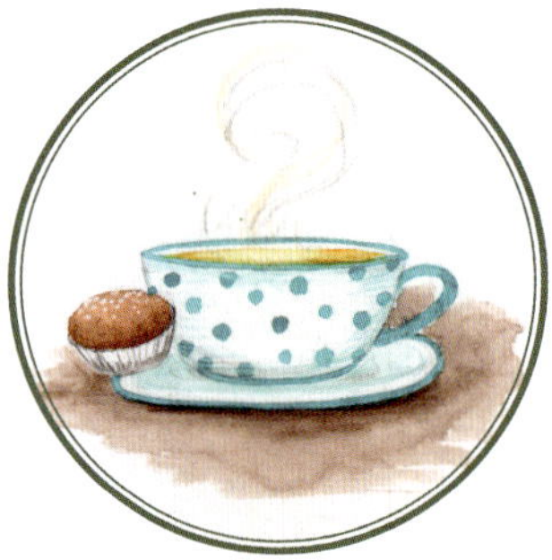

Hagebutten, Acerolakirsche, Sanddorn und Schwarze Johannisbeeren als Saft oder als **Tee** können hilfreich sein. Vergessen Sie die **mineralstoffreiche Wildkräuterküche** mit Brennnessel, Giersch und Pimpinelle nicht. Der Große Wiesenknopf (Bibernell) und der Kleine Wiesenknopf (Pimpinelle) vermehren sich in meinem Garten prächtig und ich kann den gesamten Winter über grünes Lebenswasser und Smoothies daraus machen. Zwiebeln, Knoblauch und Meerrettich können Sie öfter bewusst als Immunstärker in Ihr Essen integrieren.

Wenn Kinder erkältet sind …

Wenn Kinder erkältet sind, dann nehmen sie sich meist intuitiv mehr Ruhe und essen weniger. Das ist durchaus förderlich. Außergewöhnliche Maßnahmen wie zum Beispiel Wadenwickel stressen Kinder hingegen oft. Da ist Gefühl und Geduld gefragt. Ein Aroma-Diffuser (der mit einer kindgerechten Erkältungsmischung angereichert ist), genug Flüssigkeit und kühlere Raumluft lindern oft schon etwas.

Auf Zucker und Milchprodukte sollte ganz verzichtet werden, weil sie die Heilung belasten und verzögern. Sie können Ihren Kindern stattdessen Pflanzenfrischsäfte anbieten oder verdünnte Säfte ohne Zucker. Außerdem können folgende Maßnahmen bei Erkältungen helfen:

- **Dampfbad** mit Kamille: Drei Esslöffel Kamille in eine Schüssel mit zwei Liter heißem Wasser geben (Vorsicht!), ein Tuch über Kopf und Schüssel legen und das Kind den Dampf behutsam einige Zeit inhalieren lassen.

- **Brustwickel** mit Thymian, Kamille, Fichte: Tee aus Thymian, Kamille und Fichtennadeln bereiten, abkühlen lassen. Ein Tuch in den abgekühlten Tee tauchen, für eine halbe Stunde auf die Brust legen.

- **ansteigendes Fußbad:** In eine größere Schüssel für ein Fußbad warmes bis sehr warmes Wasser füllen (je nachdem, wie es Ihrem Kind guttut) und nach Gefühl vorsichtig heißes Wasser zugießen. Wenn es geht, die Füße eine halbe Stunde im Bad lassen.

- **Kräutersäckchen ans Bett legen:** Kräuter wie Kamille, Lavendel und Thymian in ein kleines Stoffsäckchen legen. Die ätherischen Öle duften und heilen.

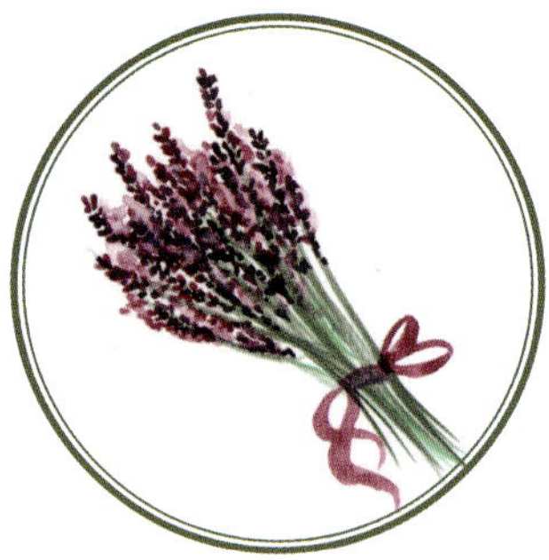

- **Tees** aus Salbei, Thymian, Kamille, Schafgarbe, Holunderblüten (Teedosierungen müssen dem Alter der Kinder angepasst werden).

- **Säfte mit viel Vitamin C,** z. B. aus Zitrusfrüchten, Schwarzen Johannisbeeren, Sanddorn, Acerolakirsche; Obst essen.

In einem alten Kräuterbuch las ich, dass eine Großmutter ihren Enkeln gefrorene Weintrauben zu essen gab; herrlich mundend und schmerzlindernd bei **Halsweh**.

Bei Ohrenschmerzen kann man etwas Johanniskrautöl auf einen Wattebausch tröpfeln oder eine angeschnittene Zwiebel oder Knoblauchzehe in ein Taschentuch geben und auf das Ohr legen.

Fieber unterstützt die Heilung

Fieber sollte zunächst nicht unterdrückt werden. Es hat eine heilende Wirkung. Schon der griechische Arzt und Philosoph Parmenides wusste:

»Gebt mir die Möglichkeit,
Fieber zu erzeugen,
und ich heile jede Krankheit.«

(Parmenides, 520–460 v. Chr.)

Durch Fieber bildet der Körper Abwehrzellen, die die Krankheitserreger bekämpfen. Unser Körper hilft sich selbst. Der vergessene Wadenwickel könnte als altes Heilmittel zur Fiebersenkung wieder eingesetzt werden. Abwaschungen mit abgekühltem Pfefferminztee wirken erfrischend. Vitamin-Chaltiges Essen, Obst und Getränke können die Heilung unterstützen. Akute Fieberschübe und Fieber bei Kindern müssen selbstverständlich ärztlich abgeklärt werden.

Hausrezept gegen Grippe: Knoblauchbrot

Bestreichen Sie ein Stück Brot mit Butter und Honig. Dann streuen Sie großzügig Thymian darüber und legen eine halbe (oder eine halbe gehackte) Knoblauchzehe darauf. Sehr lecker und sehr gesund!

Husten und Heiserkeit

Husten

- lindernde Tees: Fencheltee, Ingwer-Honig-Zitronentee
- Holundersirup, Fenchelhonig, Zwiebelsaft, Rettich-Honigsaft (wie Zweibelsaft ansetzen, löffelweise einnehmen)
- Salbeibonbons ohne Zucker
- Thymiancreme: Thymian ganz fein geschnitten in Butter einrühren, als Brotbelag essen

- wärmende Bienenwachsauflage (sorgen über mehrere Stunden für wohltuende Wärme und lindern Beschwerden)

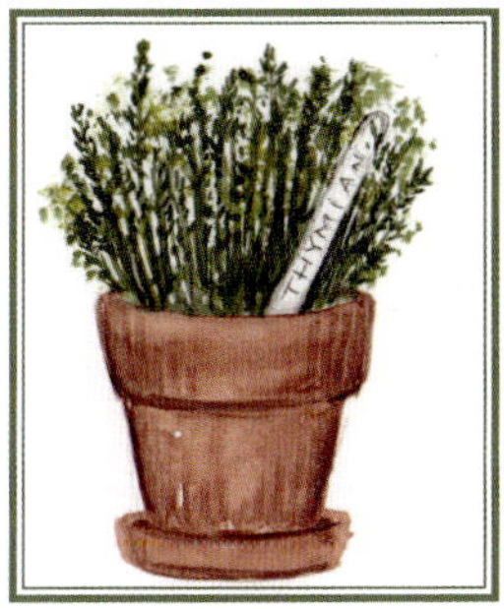

Reizhusten

- lindernde Tees: Linde, Malve, Spitzwegerich, Königskerze, Huflattich, Eibisch, Efeu, Thymian
- Zwiebelsirup mit Honig
- Johanniskrautöl löffelweise einnehmen
- Brustwickel mit Kartoffeln, Thymian, Leinsamen
- Dampfbäder

Bei Reizhusten hat sich die Kombination aus den ätherischen Ölen Zeder und Benzoe Siam (aus dem Harz des Benzoe-Baumes) sehr bewährt. Die beiden Öle wirken zusammen hustenlindernd und beruhigend, sodass sie gerade gegen Abend eine wunderbare Hilfe sind.

Rezept »Ruhige Nacht« gegen Reizhusten:

10 ml Johanniskrautöl
2 Tropfen Zeder
2 Tropfen Benzoe Siam
Geben Sie das Johanniskrautöl zusammen mit den ätherischen Ölen in einen kleinen Roll-on. Bei Bedarf etwas davon auf die Brust reiben und tief durchatmen. Diese Mischung ist auch für Kinder geeignet.

Heiserkeit

- ♣ Rotlicht
- ♣ Odermennigtee
- ♣ Halswickel

»Odermenning gut für Wunden,
und als Umschlag aufgebunden,
die Entzündung wird bald weichen,
ist das nicht ein gutes Zeichen!«

(Volksweisheit)

Nasennebenhöhlenentzündungen

Oft setzen sich Viren und Bakterien in den Nasennebenhöhlen fest und die Entzündungen flammen immer wieder auf. Bei chronischen Beschwerden müssen wir deshalb Zeit und Geduld einplanen. Es sind meist mehrere Organe betroffen. Aus dem Bereich der Ganzheitsmedizin helfen hier Darmsanierung, Fasten und eine Ernährungsumstellung.

Die alte Heilpflanze Meerrettich ist für die Nebenhöhlen ebenfalls sehr hilfreich. Meerrettich wurde früher von Seefahrern gegen die Vitaminmangelkrankheit Skorbut eingenommen, weil er viel Vitamin C enthält. Essen Sie Meerrettich aufs Brot gerieben, Meerrettichquark mit Pellkartoffeln oder machen Sie sich eine **Nackenkompresse mit frisch geriebenem Meerrettich** und Quark. Klopfen Sie Ihr Gesicht, damit es besser durchblutet wird, und machen Sie morgens **kurze kalte Gesichtsgüsse**. Auch **Nasenspülungen** mit Salz können helfen.

Heuschnupfen

Heuschnupfen ist eine allergische Reaktion, bei der unser Immunsystem überreagiert. Durch die Ganzheitsmedizin kann hier langfristige Besserung eintreten. In unseren Fastenwochen haben wir ziemlich schnell Erfolge erzielt. Ich empfehle deshalb, regelmäßig zweimal im Jahr ein **Buchinger-Heilfas-**

ten einzuplanen (eine Fastenkur über einige Tage mit Tee, Säften, Gemüsebrühe und Wasser). Unser Körper entgiftet dabei stark und hilft sich selbst. Eine Umstellung der Ernährung auf **vollwertige Kost** kann Wunder wirken. Erhöhen Sie den Rohkostanteil der Nahrung und verzichten Sie auf Zucker, Milchprodukte, (Weiß-)Brot und Kuchen. Bauen Sie die **mineralstoffreiche und vitalstoffreiche Wildkräuterküche** weiter aus. Trinken Sie so oft wie möglich grünes Wildkräuterwasser. Als Tee ist **Malve** empfehlenswert. Außerdem kann man eine aufgeschnittene Zwiebel neben das Bett stellen und regionalen Honig vom Imker, Blütenpollen oder Propolis einnehmen.

Auch aus dem **Reich der ätherischen Öle** gibt es starke Helfer bei Heuschnupfen: Zeder, Zypresse und Melisse in Hamamelis-Hydrolat lindern die Beschwerden und helfen der Zellstruktur, sodass nicht mehr so viel Histamin ausgeschüttet wird. Dieses sorgt für die klassischen Heuschnupfenbeschwerden. Am besten fängt man bereits im November damit an, das Spray zu verwenden, damit die Symptome nicht so stark auftreten, wenn die akute Heuschnupfenzeit beginnt. Während dieser Zeit kann man es bei Bedarf nehmen.

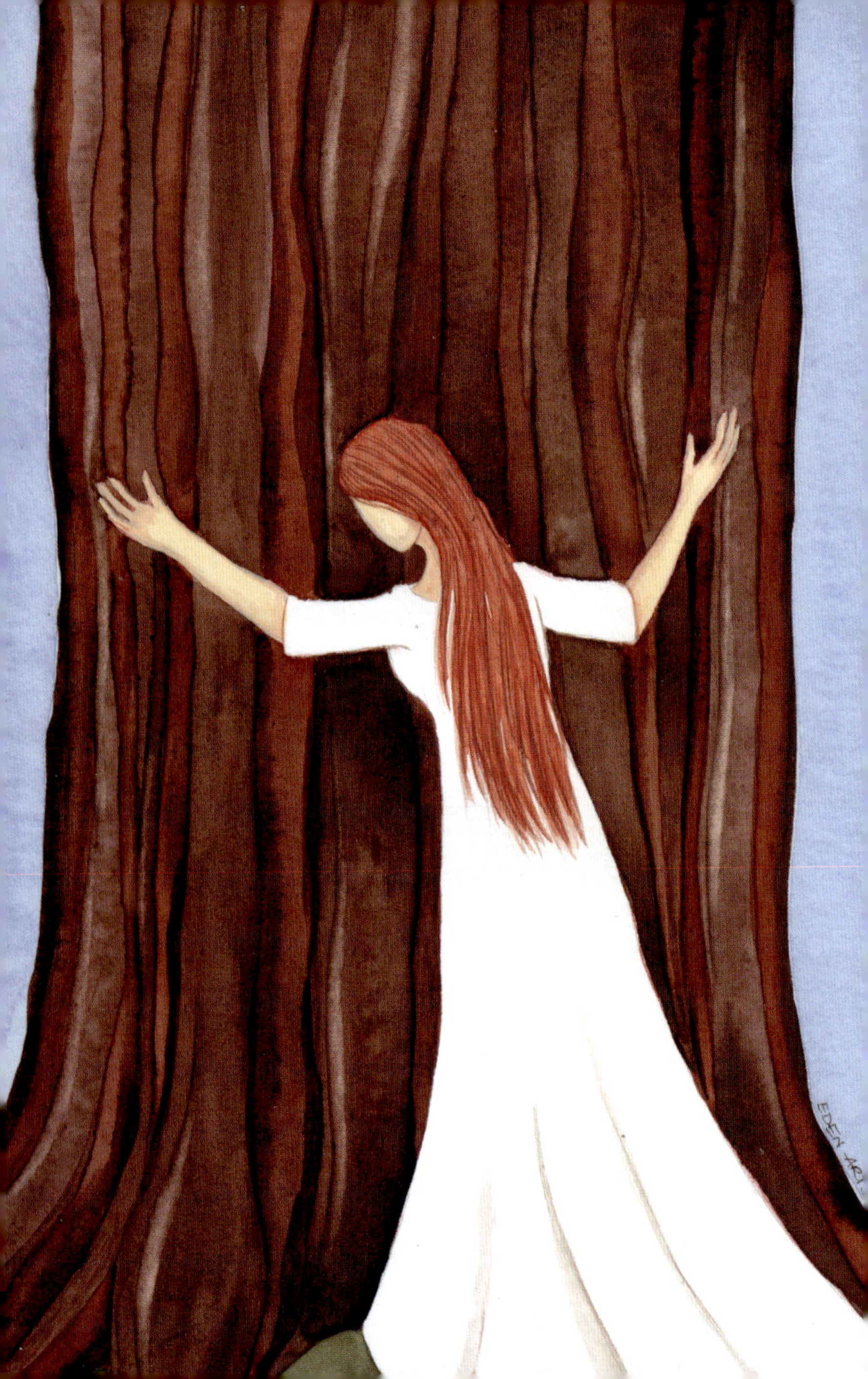
EDEN

Rezept Heuschnupfenspray

50 ml Hamamelis-Hydrolat (Hamamelis-Wasser)
10 Tropfen Zeder
20 Tropfen Zypresse
1–2 Tropfen Melisse

(Hier ist es besonders wichtig, echte Melisse zu nehmen. Da das Öl teuer ist, wird es häufig mit Lemongras gemischt, was ähnlich riecht, aber eine völlig andere Wirkung hat.)
Hydrolat und ätherische Öle in Sprayflasche mischen und vor jeder Anwendung schütteln.

Bronchitis und andere Atemwegserkrankungen

Zur Linderung der Entzündung der Schleimhäute in den Atemwegen hat sich als heilsam und hilfreich erwiesen:

- **Spitzwegerich:** als fertigen Heilpflanzensaft kaufen oder einfach selbst frisch von der Wiese pflücken, waschen und in Salat, Smoothies, Suppen verarbeiten

- Tee aus **Eibischwurzel, Königskerzenblüten oder Thymian** trinken

- Meerrettich ins Essen geben

- Propolis als Tinktur oder zum Kauen

- **getrocknete Huflattichblätter rauchen:** Das ist während unserer Kräuterkundeausbildung jedes Mal ein Grund zu Gelächter und Spaß, wenn wir getrockneten Huflattich fein zerreiben, in ein Zigarettenpapier wickeln und rauchen. Gönnen Sie sich immer mal wieder eine Kräuterzigarette – das kann übrigens auch ein Mittel sein, um sich das Rauchen abzugewöhnen. Alternativ können Sie Huflattich auch in einer Räucherschale verbrennen und inhalieren.

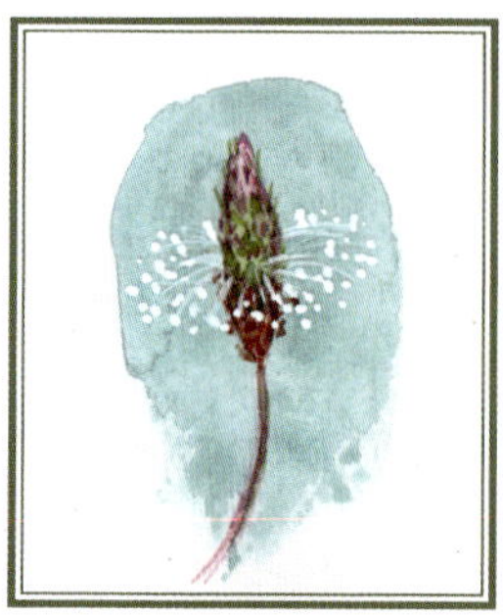

Weitere **Heilpflanzen** können bei Atemwegserkrankungen als Tee einen guten Dienst leisten: Süßholzwurzel, Seifenkraut, Schlüsselblume, Veilchen, Isländisches Moos, Hagebutte – finden Sie Ihre persönliche Mischung!

Zusätzliche hilfreiche Naturheilmittel wären:

- **Acerolakirsche-Lutschtabletten** sind reich an Vitamin C.
- Die südafrikanische **Kapland-Pelargonie**, auch **Umckaloabo** genannt (Umckaloabo bedeutet »schwerer Husten« in der Zulu-Sprache), ist als Fertigpräparat ein echter Virenhemmer mit hervorragenden Forschungsergebnissen.
- Präparate mit Inhaltsstoffen des **Lebensbaumes (Thuja)** unterstützen das Immunsystem.
- **Angocin** kann man in der Apotheke oder Drogerie kaufen, es ist ein Kombipräparat aus Kapuzinerkresse und Meerrettich und kann eine gute Hilfe sein.
- **Grapefruitkernextrakt** enthält wertvolle Antioxidantien zur Immunstärkung.

Teemischungen bei Atemwegserkrankungen:

- **Erkältungstee:** Holunderblüten, Lindenblüten, Mädesüßblüten, Thymian zu gleichen Teilen
- **Erkältungstee für Kinder:** Mädesüß, Linde
- **Fiebertee:** Mädesüß, Linde

- **schweißtreibender Tee:** Holunder, Linde

- **Reizhustentee:** Holunder, Thymian, Malve oder Königskerze und Malve

Zur Geschmacksverbesserung können Sie immer einige Melisseblätter dazugeben.

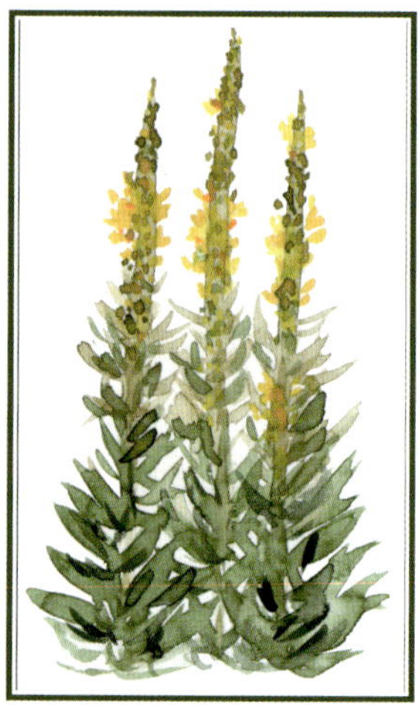

»Königskerze schlank und groß,
steigst du aus der Erde Schoß,
deiner Blüten gelbe Kraft
Linderung bei Husten schafft.«

(Volksweisheit)

Spitzwegerich-Erdkammersirup:

In einem großen Einmachglas frische, klein geschnittene Spitzwegerichblätter (geht auch mit Fichtensprossen) mit flüssigem Honig übergießen. Abwechselnd übereinanderschichten, bis das Glas voll ist. Das Glas gut verschließen und 50 Zentimeter tief im Erdreich (in der »Erdkammer«) vergraben. Nach drei Monaten ausgraben, abfiltern und umfüllen und kühl und dunkel aufbewahren. Der Sirup kann bei Husten löffelweise eingenommen werden.

Der Kräuter-Honig-Kaltauszug mit Spitzwegerich oder Fichte kann auch einfach so angesetzt und am Küchenfenster stehen gelassen werden. Honig ist ein großartiges Auszugsmittel. Sie können die Kräuter auch im Honig belassen und erst nach dem Teeaufguss entfernen.

Honigauszüge:

Honig gehört zu den großen Bakterienhemmern und kann Krankheitserreger abtöten. Salbeihonig, Melissehonig und Spitzwegerichhonig wirken vorbeugend gegen Erkältungen. Jeweils eine Handvoll Blätter in 500 g flüssigen Honig geben, zwei Wochen ziehen lassen, abfiltern oder mit den Blättern zusammen im Tee verwenden.

Rezept Salbeihonig mit Gewürzen nach Schwächezuständen:

500 g Honig, Saft und Schale einer Biozitrone und Bioorange, 10 frische Salbeiblätter, 10 Gewürznelken

Alles klein schneiden, mit Honig übergießen, Glas täglich umdrehen, aufs Brot oder im Tee verwenden.

Wickel und Auflagen

Wickel waren in vergangenen Zeiten ein wichtiges Mittel bei Erkältungserkrankungen. Heute sind sie fast im Vergessenheit geraten. Diese natürliche Behandlungsmethode ist es wert, wieder mehr angewendet zu werden – wegen ihrer großen Unterstützung der Selbstheilungskräfte und weil sie ganz ohne Nebenwirkungen auskommt. Wickel sollten zwar korrekt angelegt werden, es lohnt sich aber, dieses alte Heilmittel neu zu entdecken.

Kräuterwickel: 1 Handvoll Kräuter (z. B. Thymian, Rosmarin) wie einen Tee aufgießen und ziehen lassen, Geschirrtuch eintauchen, auswringen und auf die zu behandelnde Stelle legen, Tuch darüberlegen, halbe Stunde ruhen.

Leinsamenkompressen: Sie werden bei Nasennebenhöhlenentzündungen und fest sitzendem Schnupfen verwendet. Eine halbe Tasse gemahlenen Leinsamen mit zwei Tassen Wasser zum Kochen bringen, zehn Minuten quellen lassen, drei Esslöffel Leinsamenbrei in ein Papiertaschentuch einschlagen und auflegen.

Ölkompressen: Auszugsöle wie Johanniskrautöl werden mit einem ätherischen Öl versetzt: Auf 30 ml Öl 10 Tropfen ätherisches Öl geben.

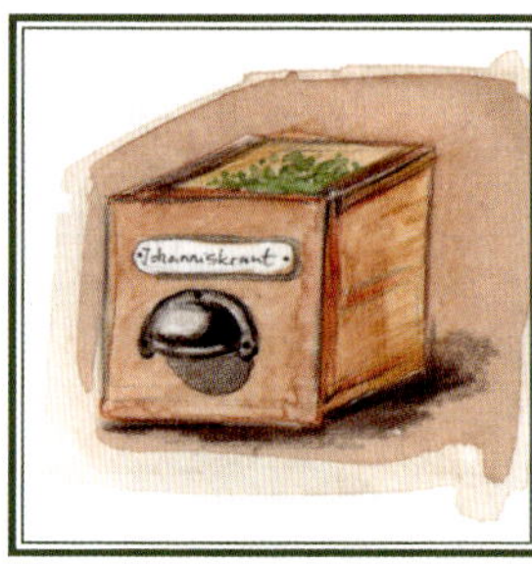

Melissenkompressen: Bei Husten und Erkältung auf die Brust auflegen.

Thymiankompressen: bei starkem Hustenreiz, Keuchhusten, Erkältung

Zwiebelauflagen: Bei Ohrenschmerzen Zwiebeln fein schneiden, in kleines Säckchen legen, zwischen zwei Wärmflaschen erwärmen, auflegen.

Zwiebelsäckchen: mit rohen Zwiebeln, kann auch eine halbe Stunde bei Kindern ans Bett gehängt werden

Kamillensäckchen: bei Schnupfen, Nasennebenhöhlenentzündungen und Ohrenschmerzen: in ein kleines Säckchen Kamillenblüten füllen, auf der Heizung oder zwischen zwei Wärmflaschen erwärmen

Meerrettichauflagen: bei hartnäckigem fest sitzendem Schnupfen, Kopfschmerzen und Atemwegserkrankungen: Einen Esslöffel frisch geraspelten Meerrettich in ein Taschentuch geben und maximal fünf Minuten auf den oberen hinteren Halsbereich legen und der Schnupfen löst sich

Wadenwickel: nach altbewährtem Rezept anwenden

Halswickel: Bei beginnender Erkältung oder Halsschmerzen hilft mir sehr der kalte Halswickel: Ein dünnes Geschirrtuch im kalten Wasser auswringen, fest um den Hals legen, darüber einen Schal wickeln, eine halbe Stunde dranlassen. Dieser Wickel ist einfach und sehr wirksam, weil die Kälte die Gefäße zusammenzieht, dann aber als Gegenregulation durch die Wärme viele Killerzellen in das Halsgebiet wandern und ihr Werk tun.

Bienenwachsauflagen: Sie sind sehr haltbar, lassen sich gut auf Vorrat lagern und sind sehr gut auch bei Kindern anwendbar. Schneiden Sie die richtige Größe für die Brust zu und erwärmen Sie die Auflage vor der Anwendung zwischen zwei Wärmflaschen (auf die Wärmflasche erst Pergamentpapier legen, dann ein Geschirrhandtuch, dann Bienenwachs, wieder Pergament, dann wieder eine Wärmflasche).

(Nach Doris Grappendorf, Phytotherapeutin, Kräuterfrau)

Bäder mit Kräutern und ätherischen Ölen, Fuß- und Dampfbäder

Kräuterbäder

Wenn der Kreislauf es zulässt und die Erkältung erst im Anmarsch ist, können Sie ein präventives Kräuterbad versuchen. Dazu kochen Sie eine Handvoll Kräuter wie einen starken Tee und geben die Flüssigkeit dann durch ein Tuch oder Sieb hindurch ins Badewasser.

- Rosmarin und Lavendel erfrischen und stärken.
- Lindenblüten und Kamille beruhigen und sind gut bei Entzündungen.
- Thymian lindert Husten.

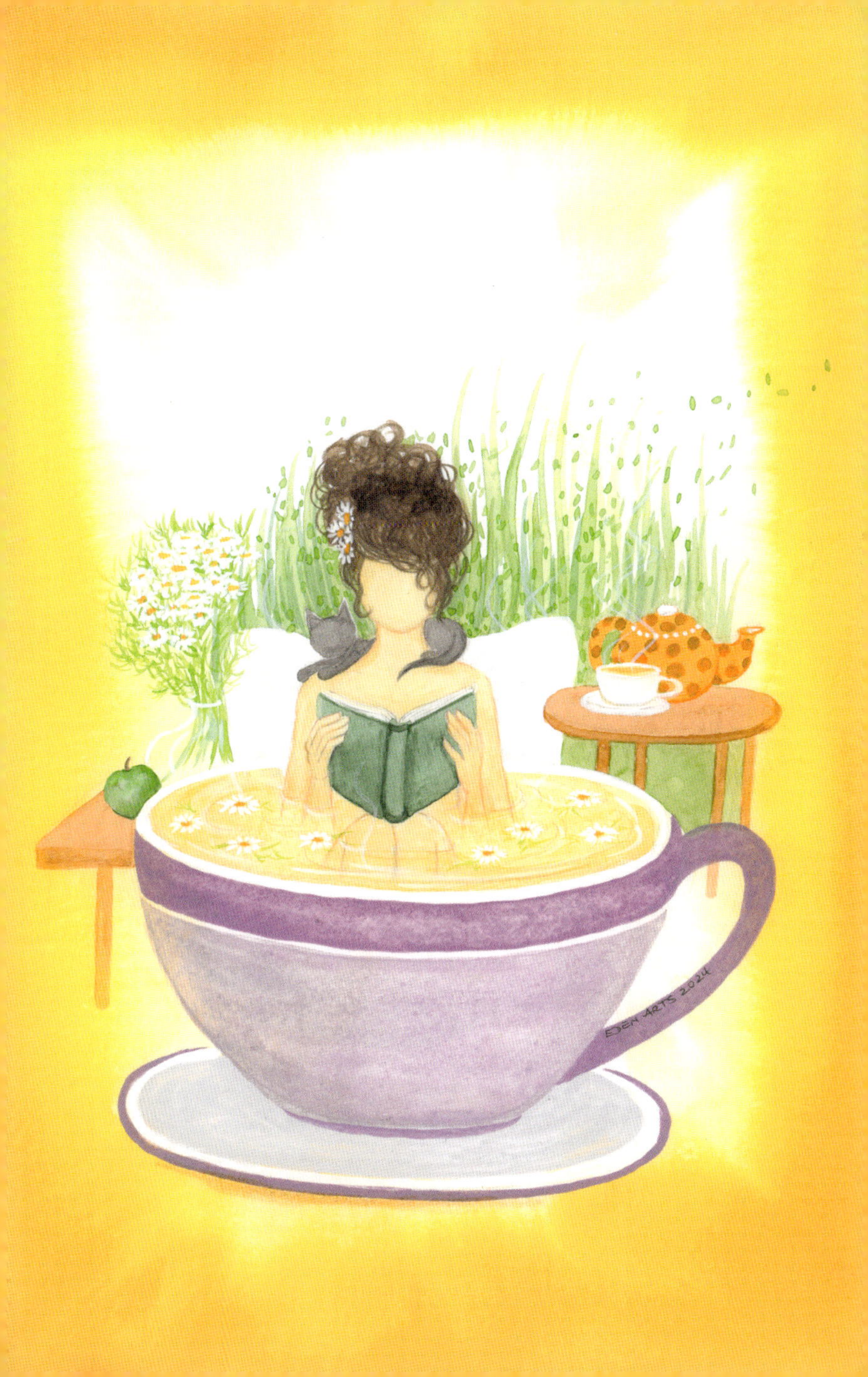
EDEN ARTS 2024

Bäder mit ätherischen Ölen

Wenn man ätherische Öle ins Badewasser geben möchte, müssen die Öle (ca. 3–10 Tropfen) vorher mit Sahne, Honig oder Salz vermischt werden. Diese Mischung geben Sie in die Badewanne und halten dann die Duschbrause darauf, damit sich die Öle gut im Badewasser verteilen.

Fußbad

Wenn man sich (z. B. vom Kreislauf her) nicht mehr dazu in der Lage fühlt, ein Vollbad zu nehmen, kann man ein heißes Fußbad mit einem starken Thymiantee oder einem anderen Heilkraut machen und sich dabei in eine dicke Decke einhüllen. Das wirkt wie eine Minisauna.

Dampfbad

Drei Esslöffel Kamilleblüten und Thymian in zwei Liter kochendes Wasser geben, großes Tuch über den Kopf legen, ein paar Minuten tief einatmen, die ätherischen Öle wirken in den Atemwegen.

Heilkraft von Wald und Wiese – Erste Hilfe aus dem Pflanzenreich

Solange es Menschen gibt, wurde mit Pflanzen geheilt, oft war es die einzige Möglichkeit der Hilfe. Kräuterfrauen aller Zeiten leisteten z. B. als Hebammen oder als Kräuter- und Heilkundige in ihren Dorfgemeinschaften unschätzbare Dienste. Heilpflanzen können andere Therapieformen oft sehr gut ergänzen und Alltagserkrankungen auf vielfältige Weise ohne Nebenwirkungen vorbeugen oder sie in Schach halten. Den großen Pflanzenschatz können wir besonders zur Immunstärkung nutzen. Sie sind Impulsgeber für unsere Gesundheit und geben oft den Startschuss für unsere Heilung.

Durch unseren Lebenswandel, der oft mit ungutem Stress und falscher Ernährung verbunden ist, bleiben unserem Körper oft lebenswichtige Vitalstoffe vorenthalten. Vitalstoffe wie Mineralstoffe, Vitamin D und Spurenelemente greifen in unseren Stoffwechsel und unseren Hormonhaushalt ein. Sie beeinflussen unser ganzes System. Ein Mangel führt oft zu Krankheiten, doch selten sehen wir den Zusammenhang zu diesen kleinen lebenswichtigen Helfern.

»Alle Wiesen und Matten, Berge und Hügel, die sind Hergott's Apotheke.«

(Paracelsus, 1493–1541)

Die Wirkung von Chlorophyll

Pflanzen in großer Vielfalt um uns herum strotzen nur so vor Chlorophyll, einem Lebenselixier par excellence. Der grüne Pflanzenfarbstoff Chlorophyll ist pure Lebensenergie. Er ist bester Kraftstoff für unsere Zellen und ihre Mitochondrien. Chlorophyll ordnet die Funktionen in unseren Zellen und ist wichtig für die Kommunikation der Zellen untereinander. Unser Immunsystem kann durch sonnengetankte Pflanzen mit reichlich Chlorophyll äußerst effektiv arbeiten. Chlorophyll wirkt als Antioxidans, unterstützt die Leber als unser größtes Entgiftungsorgan und hemmt Pilze, Bakterien, Viren und Keime. Bei chronischen Erkrankungen und schlechtem Gesundheitszustand verbessert es die Darmflora und trägt so zu einem stabilen Immunsystem bei.

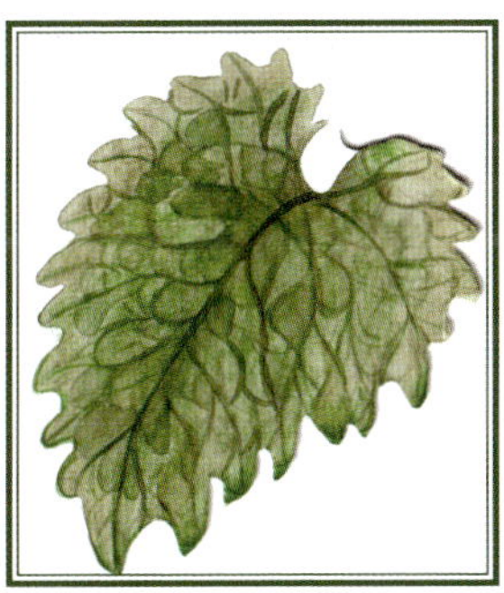

Victoria Boutenko, die Rohkost und grüne Smoothies populär machte, ist davon überzeugt:

»Chlorophyll versorgt unseren Körper wie eine liebevolle, fürsorgliche Mutter.«

Unsere Pflanzenfreunde sind meist gut verträglich und ohne Nebenwirkungen. Sie helfen uns bei der Regeneration unserer Gesundheit und aktivieren unseren Energiestoffwechsel. Sie beleben und mobilisieren das Hormonsystem und fördern die Durchblutung aller Gefäße. Sie machen uns gesund und froh, jung und glücklich, weil sie viel Serotonin und Glückshormone enthalten. Sie sind also echte »Erste Hilfe aus dem Pflanzenreich« für mehr Lebensqualität.

Bitterstoffe

Bitterstoffe, die z. B. in Löwenzahn, Schafgarbe oder Ingwer enthalten sind, regen unsere Lebenskräfte an. Das wird leider oft vergessen. Sie bringen Kraft und Schwung in unseren Körper und vertreiben Müdigkeit und Erschöpfung. Es gibt natürlich unterschiedliche Möglichkeiten der Linderung von Krankheiten. Mehr Bitterstoffe in unser Essen zu integrieren, das ist allerdings eine wichtige Komponente.

Spitzwegerich

Der Spitzwegerich ist unsere heimische Antibiotikapflanze und ein bewährtes Lungen- und Erkältungskraut. Er wirkt entzündungshemmend, schmerzstillend, reizmildernd, bakterientötend und stärkt unser Immunsystem. Spitzwegerich sollte immer frisch gegessen werden – entweder gleich von der Wiese ein paar Blätter in den Mund stecken oder in den Salat schneiden. Man kann ihn auch gut mit 38-prozentigem Alkohol ansetzen. Dazu schneiden Sie eine Handvoll Spitzwegerich klein, geben ihn in ein Glas und gießen den Alkohol darüber, bis das Kraut bedeckt ist. Lassen Sie die Mischung vier Wochen stehen und gießen Sie diese dann ab. In akuten Fällen können Sie dreimal täglich 30 Tropfen in einem Glas Wasser einnehmen.

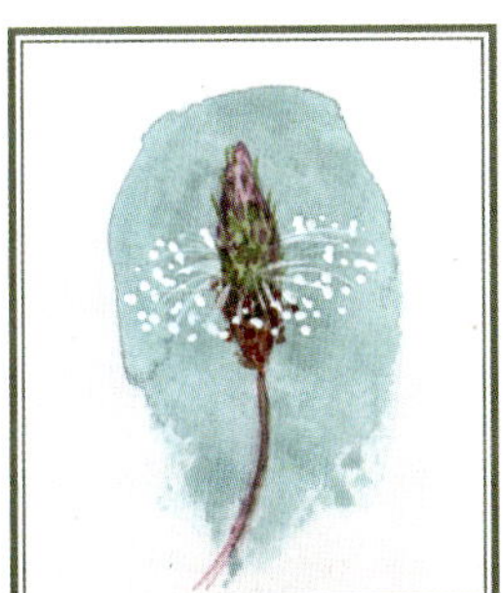

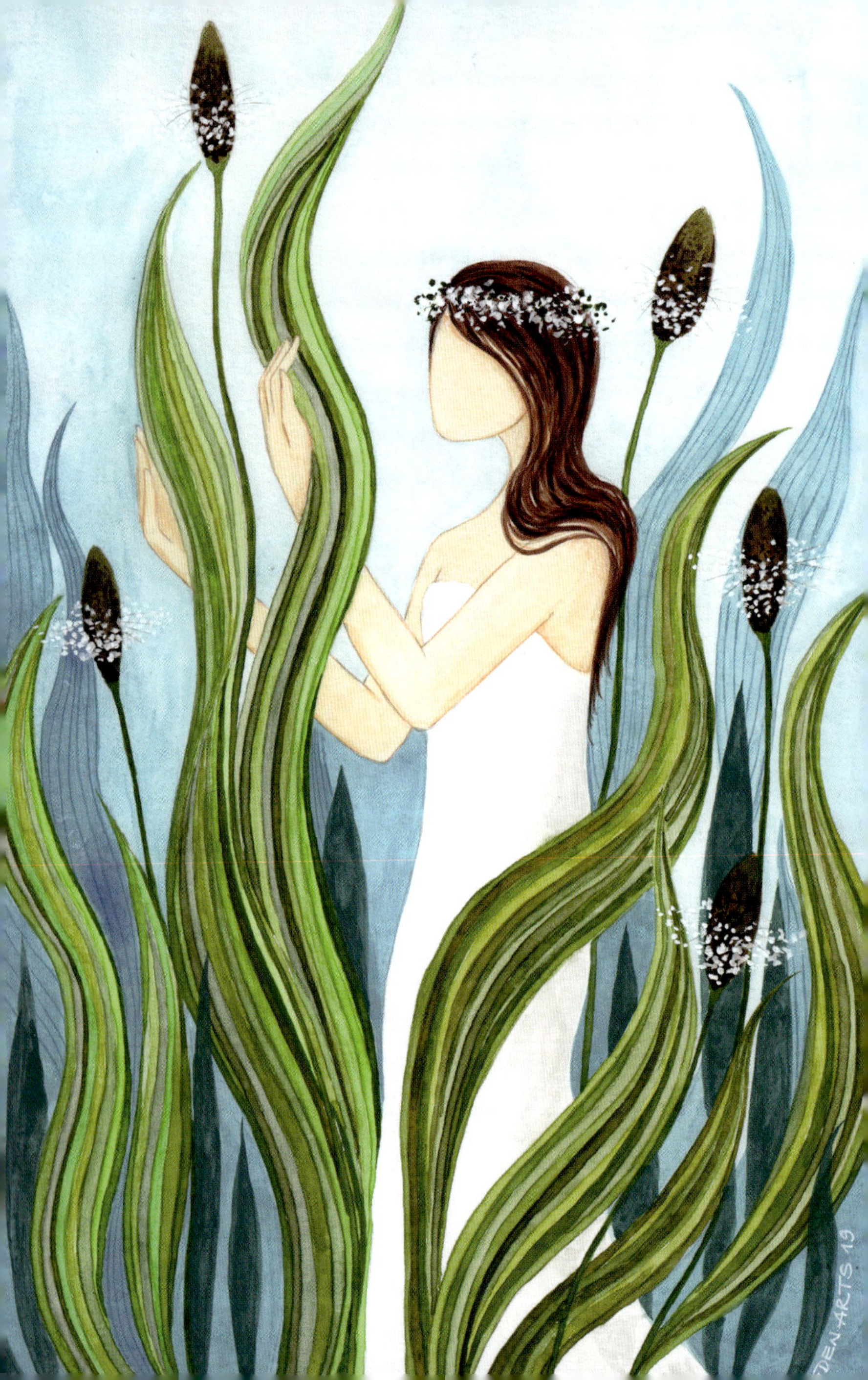
DEN ARTS 19

*»Iss Wegerich spitz oder breit,
so kriegst du keinen Husten,
wenn es schneit.«*

(Volksweisheit)

Holunder gehörte von alters her zu den Hausbäumen. Man wusste um seine Heilkräfte von den Blättern bis zur Rinde. Er wirkt schweißtreibend, fiebersenkend, entzündungshemmend und stoffwechselunterstützend. Holunderblüten können als Tee oder die Beeren als Saft mit Honig, Zitrone und Zimt getrunken werden.

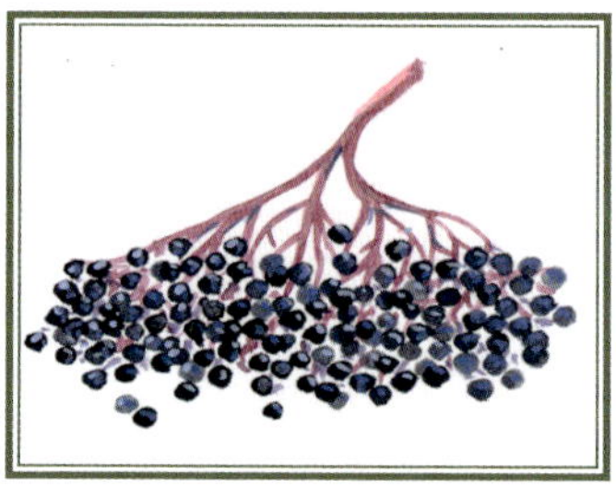

»Oh, wer zählt die Wunder alle
dieses Bäumchens wohl?
Rinde, Beere, Blatt und Blüte,
jeder Teil ist Kraft und Güte,
jeder segensvoll.«

(Volksweisheit)

Bärlauch und Knoblauchsrauke

Beide sind bekannte Frühlingswildkräuter, die zu den pflanzlichen Antibiotika gehören und frisch in Pesto, Salat und Suppe verwendet werden können. Auch eingefroren oder als Tinktur sind sie wirksam. Knoblauchsrauke ist eine Wildpflanze, die sehr häufig in Feld, Wald und Wiese wächst und einen weniger intensiven Geschmack als Bärlauch hat. Ernten kann man sie aber wesentlich länger, bis in den Sommer hinein. Sie kann wie Bärlauch verwendet werden.

Mädesüß

Die Blütendolden des Mädesüß sammle ich im Hochsommer an feuchten Wegrändern. Wer sie noch nicht kennt, denkt, Holunderblüten hätten sich auf die Wiese verirrt. Mädesüß wurde früher als duftendes Kraut auf die Dielen gestreut und zu Kränzen gebunden. Es ist neben Weidenrinde unser natürliches Aspirin. Für Hildegard von Bingen war Mädesüß ein Heilkraut, mit dem sie vielerlei Erkrankungen behandelte. Wenn Sie die »Wiesenkönigin«, wie das Echte Mädesüß aufgrund seiner Größe auch genannt wird, sammeln, dann ist das ein duftender Genuss. Bevor Sie die Heilpflanze auf einem Blech im Ofen bei niedriger Temperatur trocknen, sollten Sie die kleinen schwarzen Krabbelkäfer, die sich in den Dolden verstecken, fliehen lassen. Das Mädesüß wirkt bei Schmerzen und Fieber. Achten Sie auf die Wiesenkönigin bei Ihrem nächsten Spaziergang!

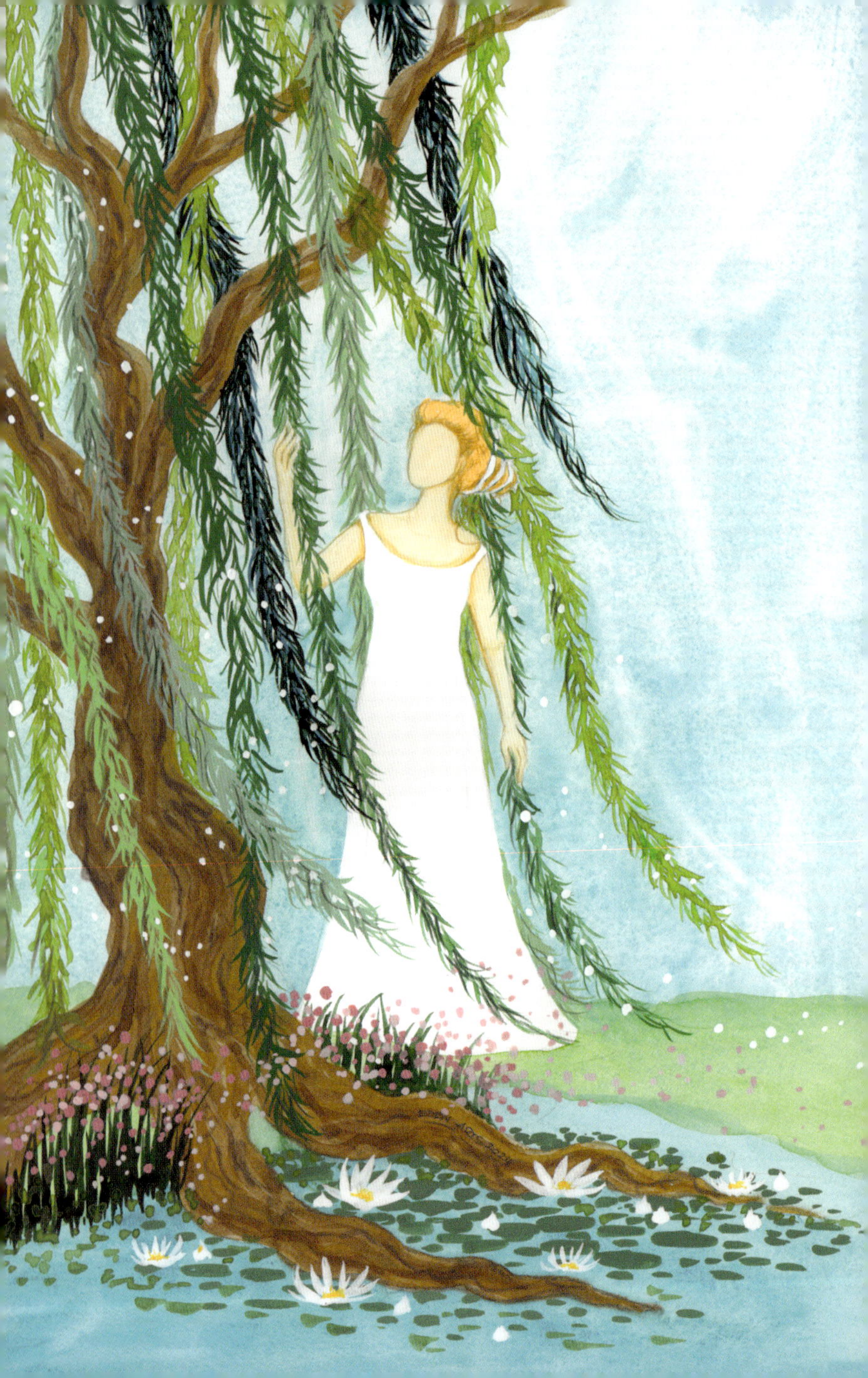

Echinacea

Echinacea, der Rote Sonnenhut, ist eine aus Nordamerika stammende Heilpflanze, die wegen ihres großen Potenzials schon von den Ureinwohnern genutzt wurde. Dieser bekannte Pflanzenfreund ist entzündungshemmend und wirkt gegen Pilze, Viren und Bakterien. Er verhindert wie die Zistrose die Vermehrung von Viren in den Zellen und gehört damit zu den resilienzsteigernden Pflanzen. Getrocknet ist der Rote Sonnenhut wirkungslos. Daher sollte er frisch verarbeitet, als Frischpresssaft, Tropfen oder Fertigpräparat verwendet werden. Sie können sich auch selbst aus der ganzen Pflanze eine Tinktur herstellen (siehe Spitzwegerich) und zur Vorbeugung oder im akuten Stadium 30 Tropfen in einem Glas Wasser einnehmen.

Weidenrinde

Die Weide bzw. Weidenrinde gehört zu den uralten Heilmitteln. Sie wird bei Schmerzen und Fieber, Rheuma, Arthrose und anhaltenden Schmerzerkrankungen angewendet. Weiden wachsen sehr üppig an feuchten Stellen und sind eine hervorragende Bienentrachtpflanze. Weidenrinde wird als Tee oder Tinktur angewendet. Für eine Tinktur schneiden Sie im März, vor dem Austreiben der Kätzchen, ein paar junge Zweige, schälen die Rinde ab und schneiden diese klein. Legen Sie die Rinde in 38-prozentigen Alkohol ein und gießen Sie diesen nach vier Wochen ab. Bei Schmerzen und Fieber nehmen Sie 10 Tropfen der Tinktur in einem Glas Wasser ein.

Efeu

Efeu rankt über viele unserer Mauern und ist als bewährte Erkältungspflanze bekannt. Efeu löst Schleim, ist auswurffördernd, gut bei krampfartigem Husten, hemmt Keime und kann als angesetzte Tinktur oder Fertigpräparat verwendet werden.

Zistrose

Die Zistrose ist durch zahlreiche Studien gut erforscht und hat bei vielen Erkrankungen beachtliche Erfolge erzielt. Zistrose verhindert das Andocken und damit die Ausbreitung verschiedener Viren in den Zellen sehr gut. Ich habe die Zistrose neu schätzen gelernt. Mit kleinen anfänglichen Schwierigkeiten beim Anwachsen ist sie nun in meinem Garten zu einem sehr schönen rosa- und lilafarbenen Busch geworden. Ich kann jedem nur empfehlen, Zistrosen in seinem Garten anzubauen. Blätter und Blüten werden als Tee, als Tropfen zum Gurgeln und als Fertigpräparat verwendet.

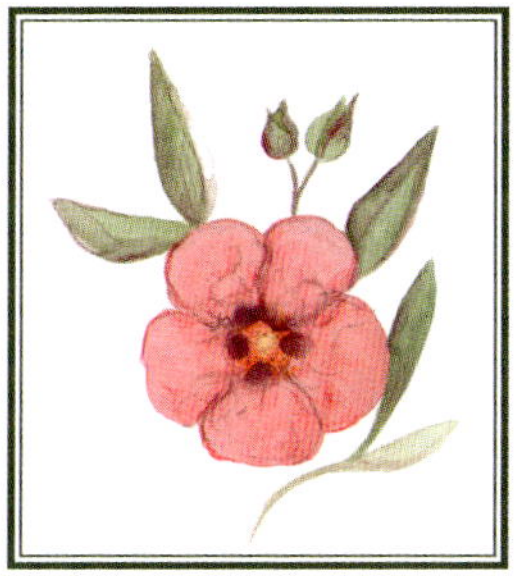

Thymian

Thymian wurde früher das »Antibiotika der armen Leute« genannt und war gut für alle, die »das Keuchen und schwere Atmen« hatten. Thymian ist eine starke ätherische Ölpflanze, mit der auch geräuchert werden kann. Sie wirkt gegen Pilze, Viren und Bakterien und ist auswurffördernd. Krampfartigen Husten beruhigt er sehr gut. Er ist entzündungshemmend und ein großer Helfer in Form von Tee oder als Tinktur.

***»Die nächste Grippe kommt bestimmt,
doch nicht zu dem,
der Thymian nimmt.«***

(Volksweisheit)

Salbei

Salbei ist bekannt als Gurgelmittel oder Tee bei Halsentzündungen. Kauen Sie während einer Erkältungserkrankung immer mal wieder ein Blättchen, die ätherischen Öle entfalten so ihre heilsame Wirkung. Salbei und Thymian sollten auf keinem Balkon und in keinem Garten fehlen.

»Soll der Mensch sterben, dem Salbei im Garten wächst?«

(Medizinschule von Salerno, um 1200)

Hagebutte

Die allgegenwärtige Hundsrose bzw. Hagebutte begleitet uns an Wald- und Wegrändern. Die Heckenrose unterstützt durch ihren hohen Vitamin-C-Gehalt unsere Abwehr. Im Herbst ist es eine schöne, meditative Arbeit, die Hagebutten zu sammeln, sie zu trocknen und zu Tee, Marmelade oder Likör zu verarbeiten. Noch bis in den Winter hinein schmücke ich unser Haus mit herrlich leuchtenden roten Hagebuttenzweigen.

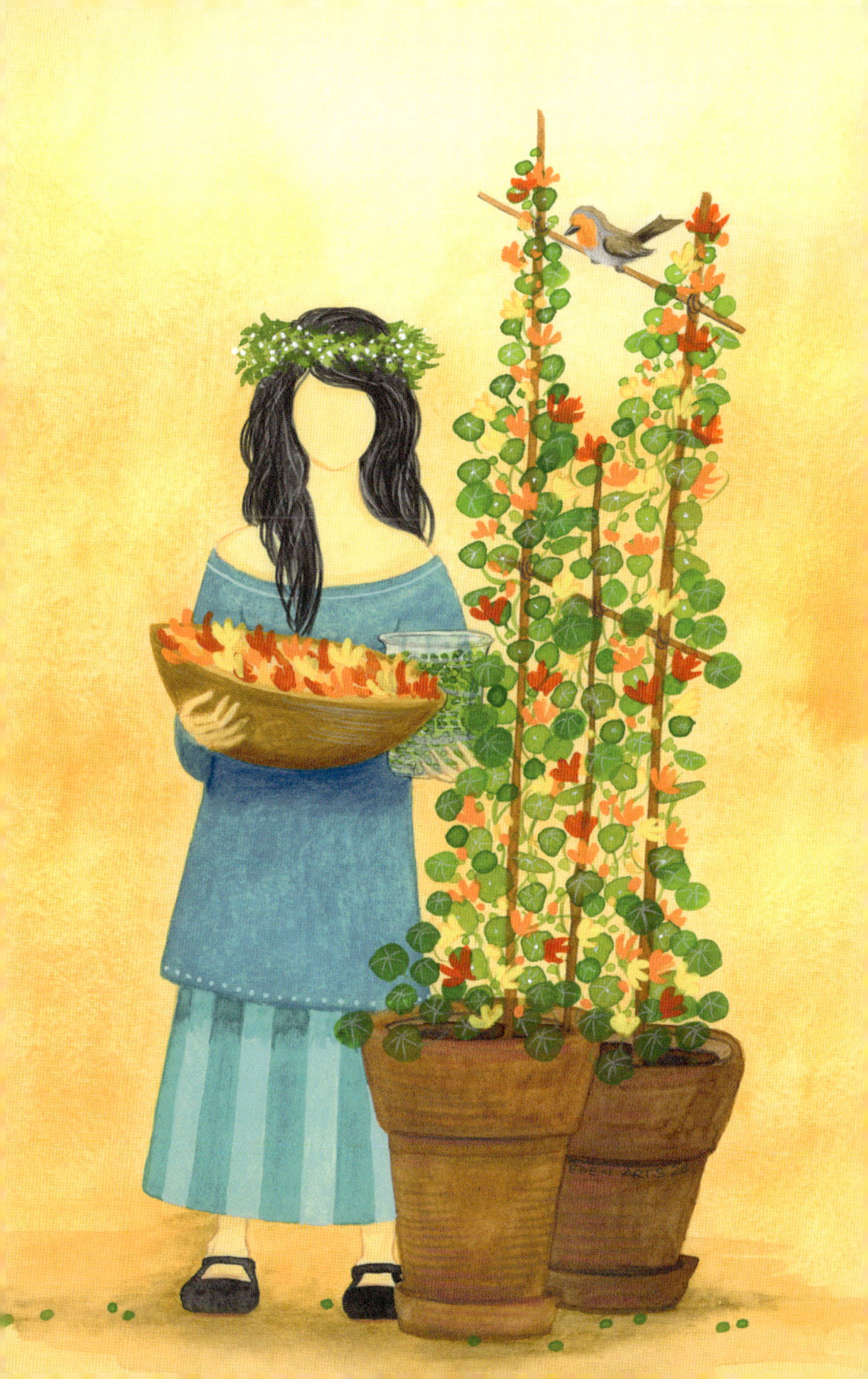

Kapuzinerkresse

Kapuzinerkresse sollte in keinem Garten fehlen. Sie stammt ursprünglich aus den Anden Perus und Boliviens und kam über die Klöster zu uns. Die Form ihrer Blüten erinnert an die Kapuzen von Mönchskutten. Als stark wuchernder Bodendecker begleitet sie uns bis zum Frost. Sie sät sich selbst aus und ist im nächsten Jahr als Virenhemmer wieder zur Stelle. In manchen Jahren ist sie allerdings stark mit Käfern befallen und gedeiht nicht gut. Lassen Sie sich dadurch nicht entmutigen. Kapuzinerkresse gehört zu den ganz großen Virenhemmern und Immunstärkern aus dem Pflanzenreich. Sie ist eine hochwirksame Pflanze, wie viele Studien belegen. Es lohnt sich sehr, sie auszusäen! Sie kann frisch im Salat gegessen oder als Tinktur verwendet werden, die ich immer für den Winter ansetze.

Das Fertigpräparat Angocin ist eine Mischung aus Meerrettich und Kapuzinerkresse und bei Erkältungen oder Blasenentzündungen gut anzuwenden. Dieses Mittel kann ich besonders empfehlen, da es schon vielen Menschen geholfen hat.

Gundermann

Gundermann, der überall auf unseren Wiesen zu finden ist und sich durch unsere Gärten ringelt, ist frisch im Salat oder von der Hand in den Mund zu essen, zum Gurgeln als Tee.

Er wirkt entzündungshemmend, wenn Eiter im Spiel ist, zum Beispiel bei Mandelentzündungen.

Weitere immunstärkende Pflanzen:

- ♣ **Brunnenkresse, Löffelkraut, Radieschen** gehören auch zu den »Auf-Trab-Bringern« aus unserem Pflanzenreich.

- ♣ **Aloe** in den verschiedenen Darreichungsformen wirkt gut gegen Viren. Ich habe immer eine eingetopfte Aloe bereit zur äußerlichen Anwendung bei Hautirritationen.

Angesichts der Vielfalt der Heilpflanzen ist es gut, für sich das am besten Verträgliche oder das Hilfreichste zu finden. Viele Tipps zum Sammeln und Trocknen von Heilpflanzen finden Sie übrigens auch in unserer kleinen Broschüre »**Vom Unkraut zum Heilkraut**« (beim »Gesundheitshaus Marburg« erhältlich).

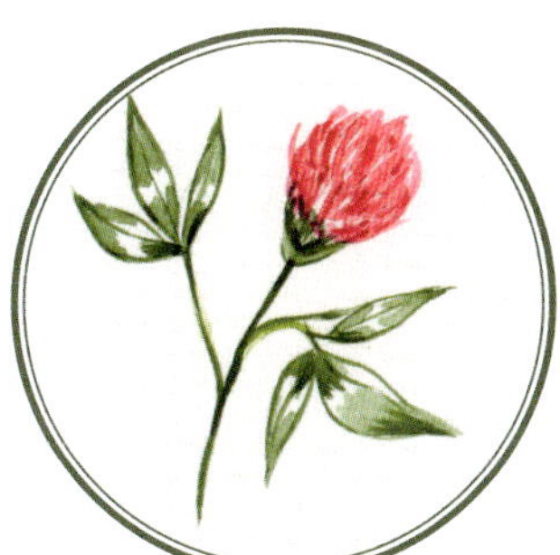

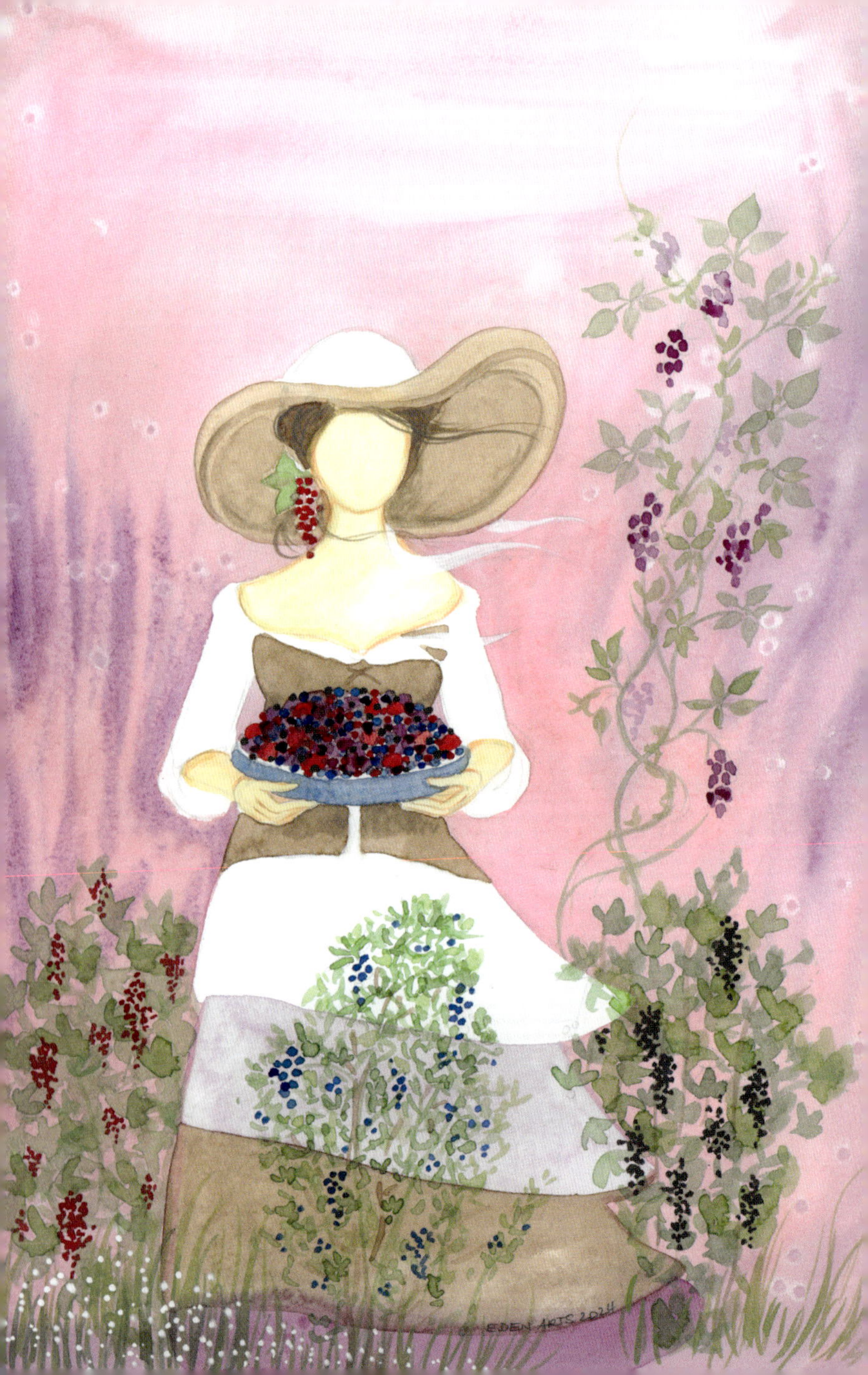
EDEN ARTS 2024

Vitaminbonbons vom Strauch

Gutes aus Himbeeren, Heidelbeeren, Brombeeren

»In der Heidelbeerernte kann der Arzt auf Urlaub gehen«, sagt eine alte Volksweisheit. Wie wahr! In Beeren stecken unglaubliche Gesundheitshelfer. Der Vitamin- und Mineralstoffgehalt ist hoch, sie haben entzündungshemmende Wirkung und schützen unsere Darmflora. Die intensiven Farbstoffe beinhalten Radikalfänger und Antioxidantien. So stärken sie unser Immunsystem auf hervorragende Weise. Unser Körper braucht genügend Vitamin C, besonders in Krankheitszeiten. Ein Apfel am Tag reicht da nicht aus. Wir sind oft übersäuert, da kann unser Körper schlechter Vitamin C aufnehmen. So können der reiche Beerenschatz, Zitrusfrüchte und Gemüse eine große Immunhilfe sein. Schwarze Johannisbeeren haben noch dazu B-Vitamine, unsere wichtigen Stoffwechselvitamine.

Ich bin ein großer Beerenfan und habe in unserem Garten Stachelbeeren, Himbeeren, Schwarze Johannisbeeren, Brombeeren und Aroniabeeren angepflanzt. Seit mir die überaus große Bedeutung der Beeren für unsere Gesundheit bewusst geworden ist, bin ich auch immer bei Nachbarn und Freunden auf der Suche nach überschüssigen Beeren.

Am liebsten esse ich Beeren frisch oder friere sie ein. In

den langen Wintermonaten sind sie z. B. mit Sahne eine köstliche Leckerei und viel gesünder als Süßigkeiten. Auch als Sorbet ohne Zucker sind sie ein Hochgenuss. Eine Flasche Muttersaft (purer Direktsaft ohne Zusätze und Zucker) von verschiedenen Beeren habe ich immer auf Vorrat da.

Also suchen Sie sich ein Fleckchen und pflanzen Sie einen leckeren Vitaminstrauch!

Schichtspeise mit Joghurt und Sahne und Zwieback

500 g Joghurt
gemischte Beeren nach Wahl (frisch oder aufgetaut)
50 ml Sahne
Zwieback, zu Bröseln verarbeitet

Sahne steif schlafen, unter den Joghurt heben, mit etwas Honig bzw. Ahornsirup süßen, abwechselnd mit einer Lage pürierter Beeren und Zwieback schichten.

Leckeres Beereneis

Zu meinen Sommersüßigkeiten gehört stets Beereneis ohne Zucker. Da ich immer gefrorene Früchte im Hause habe, brauche ich sie nach Bedarf nur mit Sahne und etwas Honig mischen. Ein starker Mixer schafft das gut. Das Beereneis ist so erfrischend, lecker und gesund!

Weitere wertvolle Beerensorten

Aroniabeeren

Aroniabeeren werden auch Apfelbeeren genannt. Sie gehören zu den kälteresistenten Wildobstsorten und kommen ursprünglich aus Nordamerika. Durch ihre äußerst sauren Inhaltsstoffe leiden sie kaum unter Schädlingsbefall. Sie senken die Cholesterinwerte und sind gut für Diabetiker. Aroniabeeren gehören zu den Schutzschilden gegen Viren und können als Saft bei Atemwegserkrankungen (verdünnt) getrunken werden. Auch getrocknet im morgendlichen Müsli schmecken sie gut. Ihr Mineralstoffgehalt ist hoch. Sie sind eine gute Bienenweide und im Herbst durch ihr rotes Laub eine Augenweide. Ich habe in meinem Kräutergarten einige Sträucher gesetzt, die sich als sehr widerstandsfähig erweisen. Im Urlaub besuche ich immer einen alten Kräutergarten, der voll von üppig tragenden Aroniasträuchern ist. Die Gartenbesitzer gewinnen wertvollen Saft und Marmelade daraus.

Sanddorn

Sanddorn gehört zu den Ölweidengewächsen und erfreut sich nicht nur im Norden immer größer werdender Beliebtheit. Und das zu Recht! Sein Vitamin-C-Gehalt ist sehr hoch und dadurch stärkt er unser Immunsystem. Mit Wasser und Apfel-

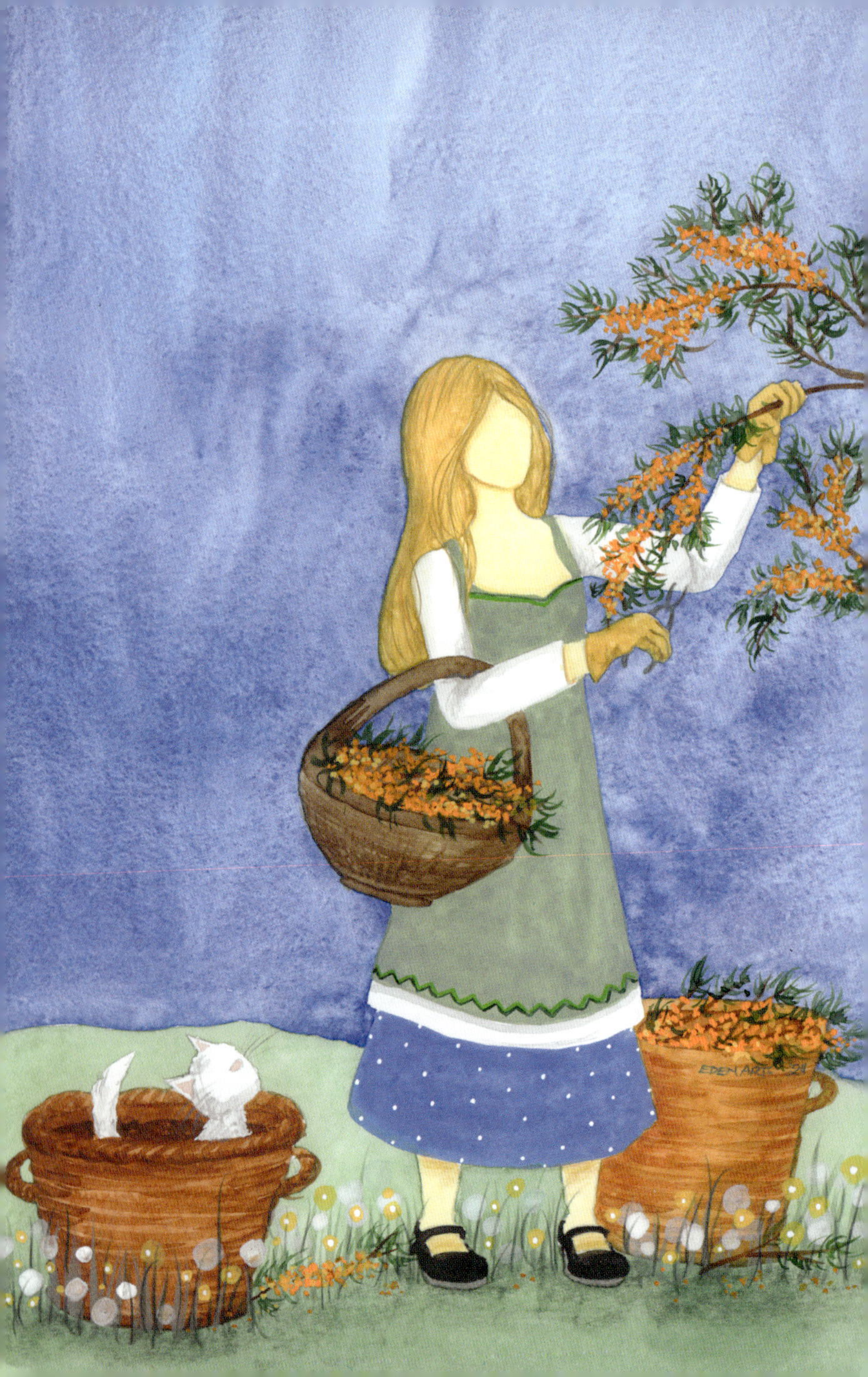

saft verdünnt und Honig versetzt, ist Sanddornsaft nicht nur bei Krankheit ein köstliches Getränk.

Acerolakirsche

Die Früchte der Acerolasträucher gehören zu den Früchten mit dem höchsten Vitamin-C-Gehalt. Vitamin C aktiviert und steigert die Interferonproduktion und wirkt somit gegen Viren. Für die Abwehrkraft habe ich im Winter gerne Acerola-Lutschtabletten im Haus für die schnelle Hilfe im Notfall. Da die Acerolabeeren wesentlich mehr Vitamin C als Zitrusfrüchte enthalten, sind sie eine gute Ergänzung für unser immunstärkendes Frühstück.

Kräftigende Heil- und Nahrungspflanzen aus unserem Garten

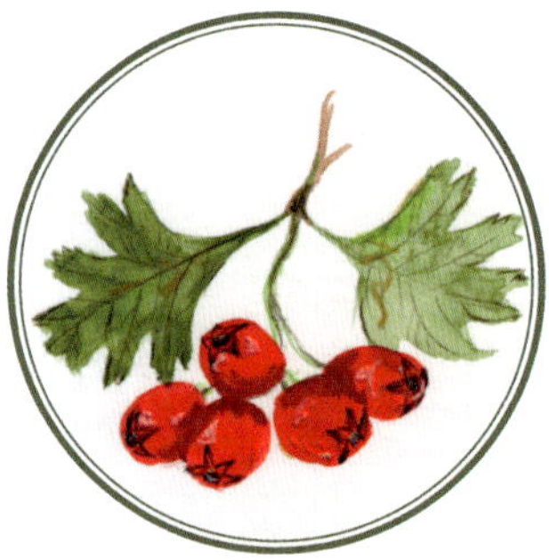

Die Menschen waren früher stark mit der Natur verwurzelt und lebten in Einklang mit ihr. In ihren Gärten wuchsen Nahrungs-, Gewürz- und Heilpflanzen. Klostergärten beherbergten schon früh umfangreiche Sammlungen von Heil- und Arzneipflanzen. Mitte des 16. Jahrhunderts entstanden an Universitäten wie Pisa und Padua, aber auch in Leipzig erste botanische Gärten mit Heilpflanzen. Und 1673 wurde der Chelsea Physic Garden in London als Apothekergarten angelegt.

Mein eigener Heil- und Nahrungspflanzengarten ist mein Rückzugsort, Ruheort und Frischluftpavillon. Hier finde ich

Schönheit, Arbeit und Muße in einem für mich guten Verhältnis. In früheren Zeiten war der Garten oft reine Versorgungsmöglichkeit, um mit der Familie über die Runden zu kommen. Ein paar Blumen am Rande, oft Ringelblumen und alte immer wiederkehrende Stauden, umrahmten den Garten. Es steckte viel Arbeit darin. Wer sich heute aus seinem eigenen Garten ernähren will, ist fast das ganze Jahr über am Arbeiten. Immer mehr Menschen interessieren sich in unseren Tagen für Schrebergärten, urbanes Gärtnern und solidarische Landwirtschaft, um ihr Essen selbst anzubauen. Das ist eine gute Entwicklung.

Für eine entzündungshemmende und immunstärkende Ernährung können wir die Vielfalt der **Kohlsorten, Wurzelgemüse, Spinat, viele verschiedene grüne Salatsorten, Bitterstoffpflanzen und die Beerenpower** aus unserem Garten nutzen. Ein Gemüsesaft aus Roter Bete ist z. B. ein wahrer Immunbooster.

Äpfel und heimische alte Obstsorten

»An apple a day keeps the doctor away« – »Ein Apfel am Tag hält den Doktor fern«, sagt ein bekanntes Sprichwort. Unsere **alten Obstsorten** sind ein großer Schatz und stützen unser Immunsystem auf vielfältige Weise. Durch die in Äpfeln, Birnen, Quitten, Heidelbeeren oder Hagebutten enthaltenen Pektine, die Schadstoffe aufsammeln und vernichten, sind unsere heimischen Obstsorten unter anderem ein gutes Darmsanierungsmittel. Ihr Vitamin- und Mineralstoffreichtum ist immunstärkend.

Kohl

Die vielen Kohlsorten wie **Brokkoli, Weißkohl, Rotkohl, Grünkohl, Wirsing** usw. gehören als kostengünstiges Gemüse zu unseren Heilmitteln, die wir oft übersehen und selten in unseren Küchen verwenden. Die Kohlsorten haben viel Vitamin A und C, Mineralstoffe und Chlorophyll. Für unsere Darmgesundheit sind sie das Beste. Und im Darm sitzt ja ein Großteil unseres Immunsystems.

Grünkohl ist der Star unter den Kohlsorten. Er hat einen hohen Gehalt an Vitamin A, B, C, K, E und enthält außerdem Kalzium, Eisen, Magnesium und Phosphor. Grünkohl enthält hohe Anteile an Carotinoiden, die Schutzenzyme fürs Gehirn und die Augen sind. Er enthält hochwertige antioxidative Pflanzenstoffe und sollte reichlich in unserer Küche verarbeitet werden. Als Rohkost mit Nüssen, Möhren oder getrockneten Tomaten, als Smoothie oder leicht gedünstet mit Öl ist Grünkohl ein absoluter Gesundheitsstärker.

Nutzen Sie Rotkohl, Weißkohl, Spitzkohl und Brokkoli nicht nur gedünstet, sondern viel mehr auch als Rohkost. Durch das Kochen wird nämlich bis zu 65 Prozent des Vitamin-C-Gehaltes zerstört.

Senfölpflanzen und Scharfstoffe

Senfölpflanzen und Scharfstoffe stärken und schützen unser Immunsystem besonders. Durch die scharfen Inhaltsstoffe schützen sich die Pflanzen vor Fressfeinden. Sie bekämpfen Pilze, Viren und Bakterien und sind eine gute Wahl bei allen Atemwegserkrankungen, bevor die »harten Geschütze« aufgefahren werden. Gegenüber Senfölpflanzen und ihren Scharfstoffen kommt es zu keinen Resistenzentwicklungen, wie es oft bei Antibiotika der Fall ist. So können wir sie unbedenklich als »Gemüseantibiotika« essen. Gartengemüse wie Kresse und Lauch haben außerdem viel Vitamin C, regen den Stoffwechsel an und gehören auch in der kalten Jahreszeit auf den Küchentisch.

Schwarzer Rettich ist schleimlösend und wirkt durch seine Scharfstoffe nicht nur galleanregend, sondern auch gut bei Atemwegserkrankungen. Leider wird er viel zu wenig ins Essen integriert. Er kann als Rohkost oder Frischpresssaft angewendet werden.

Meerrettich ist nicht so oft auf unserem Speiseplan vertreten. Das sollte sich ändern. Denn er gehört zu den stark wirkenden Pflanzen und kräftigt unsere Abwehr. Er enthält doppelt so viel Vitamin C wie die Zitrone und hemmt durch seine Scharfstoffe Keime. Er ist schweißtreibend und wirkt schleimlösend. Man kann ihn mit Honig mischen oder ihn in Quark

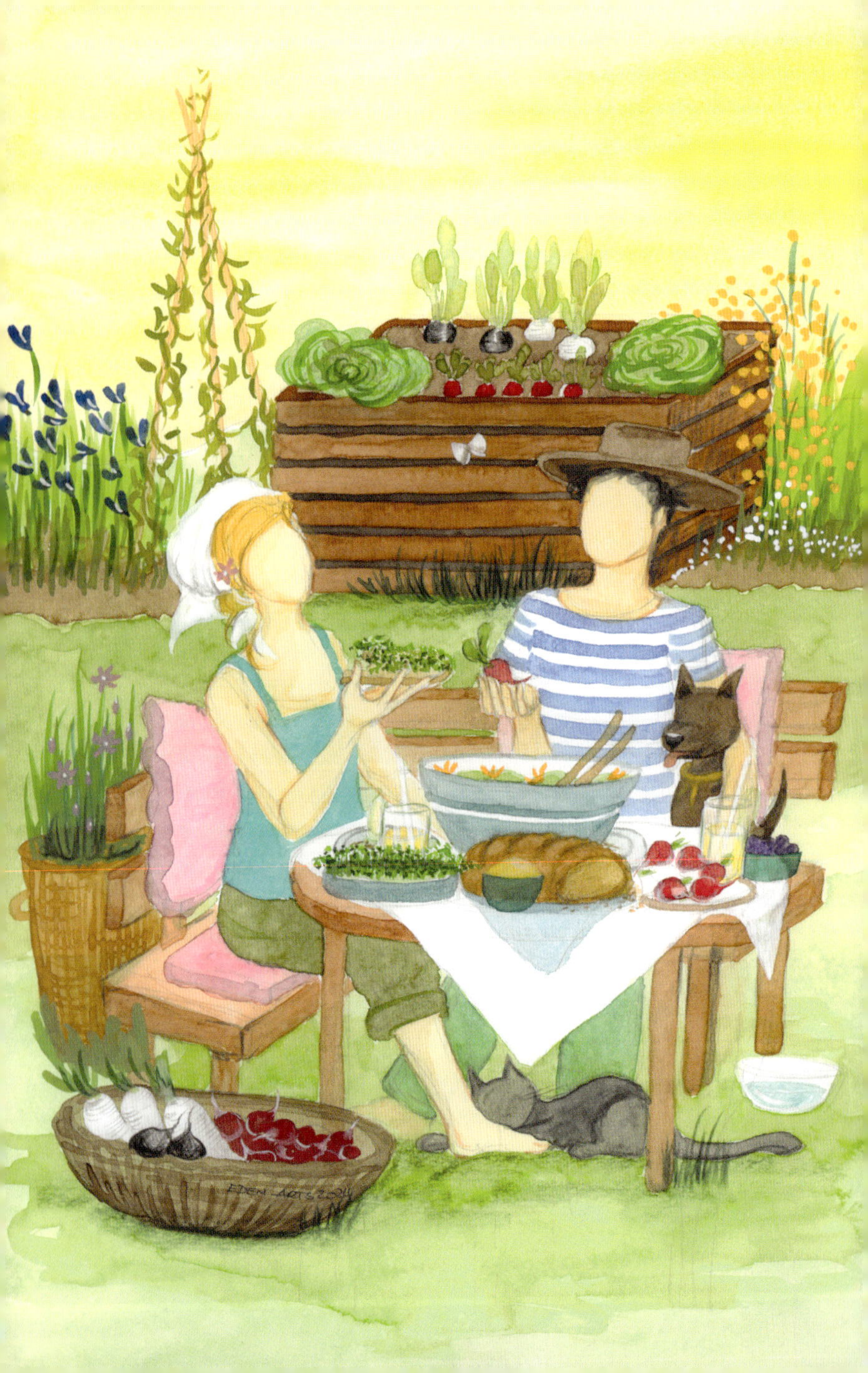
EDEN ARTS 2014

reiben für den Brotaufstrich. Schon durch das Reiben beginnt sich die Verstopfung in der Nase zu lösen. Eingefroren hat man Meerrettich immer schnell zur Hand.

Die große Bedeutung von Bitterstoffpflanzen

Fast alle Pflanzen enthalten in unterschiedlich großer Menge Bitterstoffe. Im Gemüse sind sie allerdings fast vollständig herausgezüchtet worden. Für unseren Darm und das Immunsystem aber haben sie eine große Bedeutung. Sie regen unsere Verdauung an und unterstützen Leber und Galle. Sie helfen bei der Darmsanierung und senken den Cholesterinspiegel. Sie kräftigen und beleben uns nach schweren, längeren Erkrankungen. Sie wirken stimmungsaufhellend und machen fröhlich.

Gute Bitterstoffpflanzen sind Löwenzahn, Schafgarbe, Ingwer, Beifuß und Wermut. Als Wildkräuterzugabe im Essen oder im Smoothie, als Tinktur, Saft oder am besten frisch gegessen, unterstützen sie unser Immunsystem bei seiner Arbeit.

Entscheidende Vitalstoffe

Ungefähr 1,6 Millionen Menschen über 60 Jahren leiden in Deutschland an chronischer Mangelernährung trotz reichlichen Essens und Überernährung. Folgen des Mangels sind oft

Müdigkeit, Schlappheit, schlechtere und längere Heilungen nach Operationen und Erkrankungen. Oft fehlt auch Vitamin D! Wenn es überall schmerzt und kribbelt, kann das ein Anzeichen von Mineralstoffmangel sein. Nahrungsergänzungen sind nur dann sinnvoll, wenn vorher die Werte bestimmt sind. Sie können nämlich schnell überdosiert werden. Eine bunte, abwechslungsreiche, rohkosthaltige, vollwertige Ernährung mit vielen Wildkräutern ist immer das Beste. Normalerweise können wir unseren gesamten Bedarf an Vitalstoffen gut durch unsere Ernährung abdecken. Aber bei Mineralstoffen wie Magnesium, Selen, Zink und Eisen sowie essenziellen Fettsäuren (Omega-3-Fettsäuren), B-Vitaminen oder Vitamin D ist während längerer Krankheitszeit, bei chronischen Erkrankungen oder im Alter eine hohe Zufuhr angezeigt. Diese Vitalstoffe brauchen wir täglich in ausreichender Menge. Sie arbeiten im Team und unterstützen sich gegenseitig. Deshalb ist die Wildkräuterküche mit ihrem hohen, gut ausgewogenen Mineralstoffgehalt so wichtig. Manchmal kann auch ein Mikronährstoffkonzentrat (wie die Fertigpräparate von LaVita) ein gutes Stärkungsmittel sein.

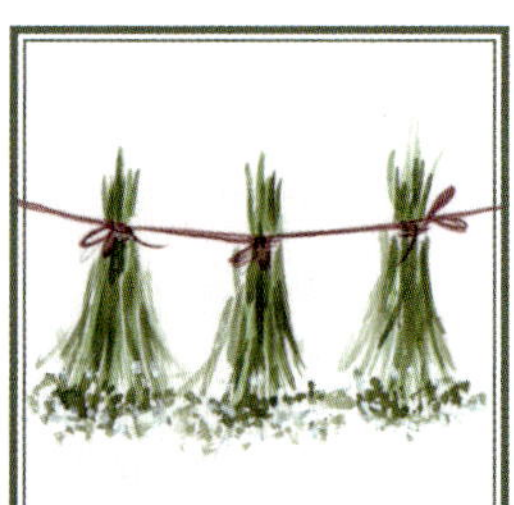

Vitamin D

Vitamin D gehört zu einem unserer wichtigsten Stoffwechselhormone und ist für viele Prozesse im Körper wie unseren Hormonspiegel, eine gesunde Darmflora, die Lebergesundheit, Entzündungsbekämpfung und vor allem für unser Immunsystem erforderlich. Der Vitamin-D-Spiegel ist bei den meisten Menschen viel zu niedrig. Wir bewegen uns zu wenig draußen in der Sonne und das beeinträchtigt auch unsere Darmflora. Lassen Sie Ihren Vitamin-D-Spiegel überprüfen. Eine ergänzende Einnahme von Vitamin D zwischen 600 IE (15 µg) und 2000 IE (50 µg) pro Tag für Erwachsene gilt als unbedenklich und sogar empfehlenswert. Bei höheren Dosen sollten Sie sich von Ihrem Arzt oder Heilpraktiker beraten lassen.

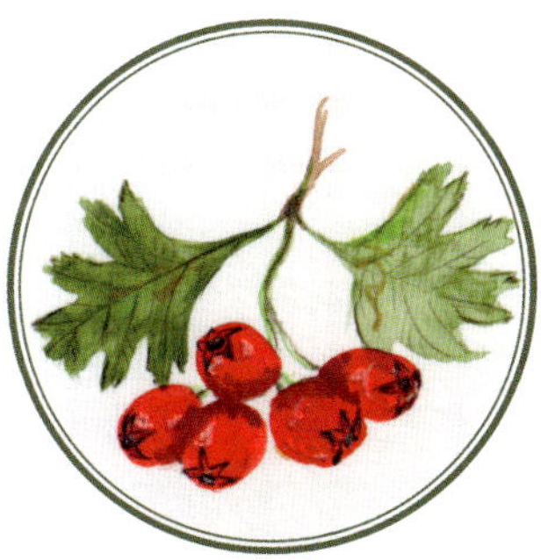

Die besondere Heilkraft von Rohkost

Immunstärkende Ernährung

Unsere Nahrung hat sich in den letzten 100 Jahren dramatisch verändert. Wir essen oft gekochte Nahrung oder Fertignahrung, die zu süß, zu fett, zu salzig und zu kalorienreich ist. Die Folgen spüren wir leider anhand vieler chronischer Krankheiten und Lebensstilerkrankungen. Auch unser Immunsystem wird dadurch geschwächt und ist durch Entzündungen in Mitleidenschaft gezogen. Bei solcher Ernährung ist unsere Verdauung so sehr beschäftigt, dass gar keine Kraft mehr für die Erregerbekämpfung bleibt. Fäulnis- und Gärungsprozesse tun ihr Übriges, um unser Immunsystem zu schwächen. Deshalb ist eine immunstärkende, vollwertige Ernährung so wichtig.

So könnte eine immunstärkende Ernährung aussehen:

- Essen Sie eine große Vielfalt an Obst und Gemüse, erhöhen Sie den Rohkostanteil durch Salate.

- Nehmen Sie Vitalstoffe, z. B. in Form von Hülsenfrüchten und Nüssen, zu sich.

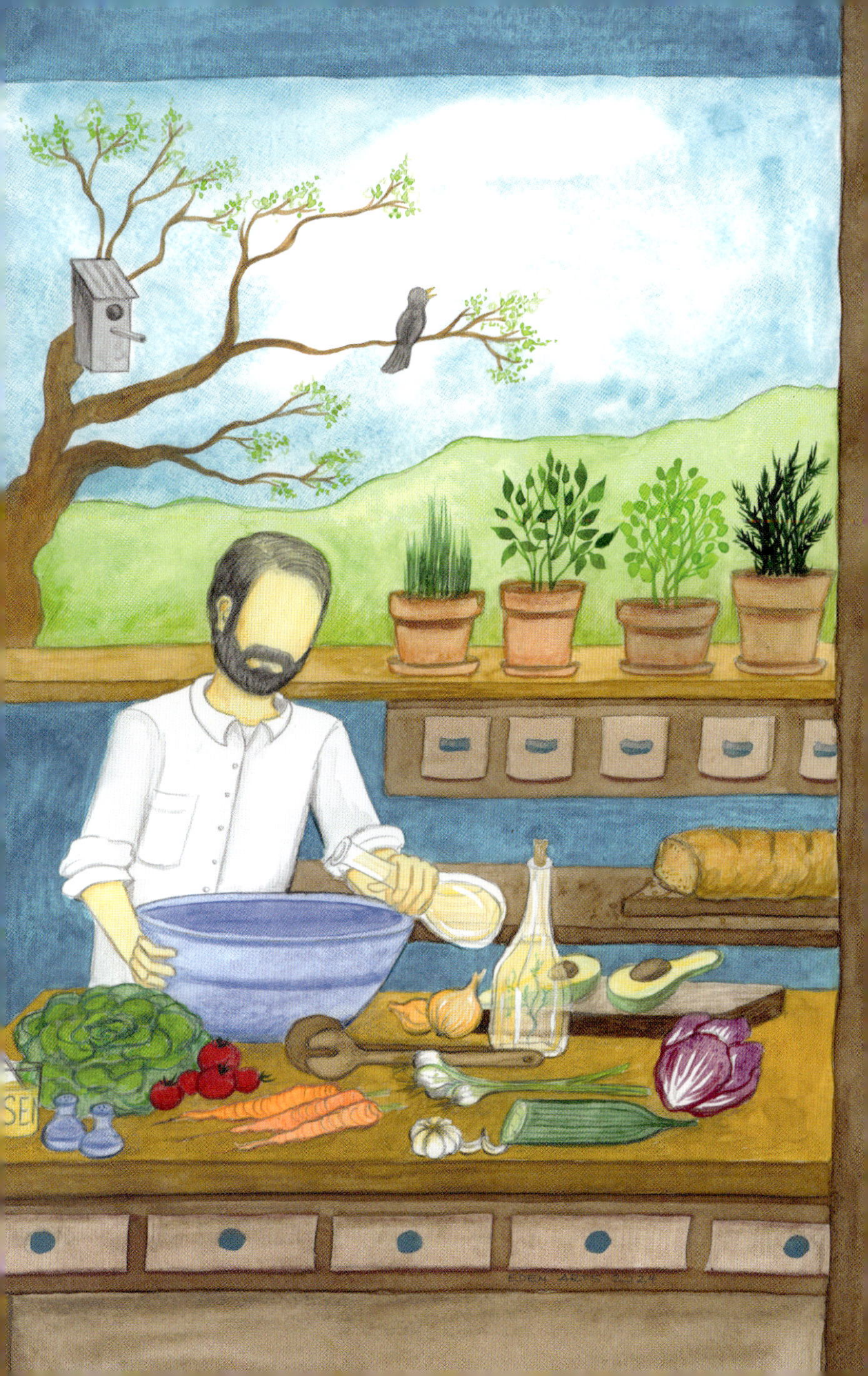

- ♣ Gute Fette mit Omega-3-Fettsäuren und Leinöl sind für die Zellen lebenswichtig.

- ♣ Schränken Sie den Genuss von Milchprodukten, Weißmehlprodukten und zu viel Süßem ein.

Ein **immunstärkendes Frühstück** kann aus Haferflocken oder gekochter Hirse mit frischem Obst, Nüssen oder Samen bestehen. Ein **immunstärkendes Mittagessen** sollte immer mit einem großen Salat der Saison beginnen. Die Vielfalt der Wintergemüse als Rohkost kann eine große Bereicherung für unsere Gesundheit sein. Ofengemüse mit Hummus (Kichererbsenpaste) stellt eine gute Kombination vieler wichtiger Nährstoffe dar. Am **Abend** schließt ein leichtes, nicht zu spätes Essen mit Gemüsesuppe oder Ofengemüse den Tag ab.

Machen Sie Ihre Nahrung immer mehr zu einem **Heilessen für Körper und Seele.**

»Der Mensch ist, was er isst.«

(Ludwig Feuerbach, 1804–1872)

Beispiel für einen immunstärkenden Essenstag

Probieren Sie doch mal einen immunstärkenden Essenstag!

Gleich in der Frühe geht es los mit einem **Haferfrühstück mit Nüssen, Rosinen und Apfel:**

Bedecken Sie vier Esslöffel Haferflocken am Abend zuvor mit Wasser (Nüsse und Rosinen können gleich mit eingeweicht werden). Am Morgen schnippeln Sie dann den Apfel oder anderes Obst hinein. Fertig! Das Frühstück sättigt lange und ist lecker!

Trinken Sie zwischendurch Wasser mit Zitronenscheiben.

Für das **Mittagessen:** ein großer grüner Salat der Saison mit Sprossen, Nüssen oder Saaten und Wildkräutern. Für den Hauptgang steht Ofengemüse an: Geben Sie Zucchini, Rote Bete, Kürbis, Kartoffeln, Süßkartoffeln o. Ä. auf das Backblech, grob in Scheiben oder Spalten geschnitten. Gießen Sie ein gutes Öl darüber und würzen Sie mit Kräutersalz, dann 30 Minuten bei 180 Grad backen. Ein Genuss! Ein grüner Kräuter-Dip oder Hummus (Kichererbsenpaste) passen gut dazu.

Abends: eine Gemüsesuppe aus Lauch, Möhren, Kartoffeln.

So haben Sie sogar einen basischen Entlastungstag gemacht, Ihren Darm geschont, mineralstoffreich gegessen und Ihre Vitalstoffe aufgefüllt.

Wenn Sie von Hunger nach Süßem überfallen werden, sind eine saftige Birne, getrocknete Feigen oder Sauerkirschen eine leckere Alternative.

Und denken Sie daran! Behandeln Sie sich, Ihre Ernährung

und Ihre Gesundheit mindestens genauso gut wie Ihr Auto – kaufen Sie regionale und saisonale Produkte möglichst in Bioqualität. Essen Sie langsam und kauen Sie gut! Genießen Sie Ihr Essen in Achtsamkeit. Gönnen Sie sich Essenspausen von vier bis fünf Stunden. Ihr Darm dankt es Ihnen.

Übrigens: Weitere bewährte Rezepte finden Sie in unserer Broschüre »Vollwertige Alltagsküche« (beim »Gesundheitshaus Marburg« erhältlich).

Rohkost – hochpotente Gesundheitshelfer aus Garten und Wiese

Durch die starke Veränderung unseres Lebens- und Essensstils in den letzten Jahrzehnten sind wir nicht nur im »Wie-Essen«, sondern auch im »Was-Essen« aus dem Takt geraten. Unsere Urvorfahren jagten und sammelten in langen mühsamen Stunden draußen in der Natur, was sie saisonal fanden, und aßen es meist roh. Heute kochen, braten, backen wir den Großteil unserer Nahrung und zerstören so wertvolle Vitalstoffe und Vitamine. Das hat große Auswirkungen auf unsere Gesundheit und Vitalität. Obwohl wir mengenmäßig deutlich überversorgt sind, ist der Mineralstoffgehalt unserer Nahrung oft im Keller. Wie alle Systeme, so leidet auch unser Immunsystem darunter und kann nur bedingt gut arbeiten. Wir fühlen uns oft müde, schlapp und kommen nach Erkrankungen schlecht wieder auf die Beine.

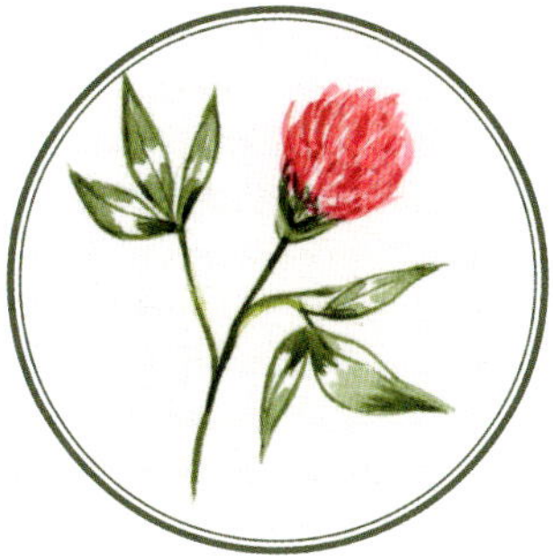

Unsere Wildpflanzen, rohes Obst und Gemüse können uns durch ihren hohen Gehalt an Vitamin A, E, C, Carotinoiden und anderen sekundären Pflanzenstoffen eine unschätzbare Hilfe sein. Nutzen wir die kräftigen Farben von Wildpflanzen, Obst und Gemüse, um Sonne und Lebenskraft zu tanken und unsere Zellen zu schützen. Die immunmodulierende Wirkung von Frischkost ist durch ihren großen Vitalstoffreichtum ein Schutzschild für unsere Gesundheit. Die Bioverfügbarkeit wichtiger Vitalstoffe ist in Obst und Gemüse aus eigenem Anbau oder direkt vom Markt am besten. Dünsten Sie Ihr Gemüse nur kurz und schonend. Kauen Sie genussvoll und langsam, erst dadurch werden die Inhaltsstoffe freigesetzt. Rohkost sollte immer vor dem Gekochten gegessen werden, denn ein hochwertiges, ballaststoffreiches Essen macht eher satt. Obst wird am besten bis mittags gegessen, sonst kann es im Darm gären. Essen Sie ruhig bunt, vielfältig und reichlich von diesen hochpotenten Gesundheitshelfern aus Garten und Wiese – Ihr Körper wird sich freuen!

Knoblauch

Knoblauch ist ein bekanntes uraltes Nahrungs- und Heilmittel. Schon die alten Ägypter wendeten es an. Knoblauch wird eine ähnliche Wirkung wie Penicillin zugeschrieben. Er verhindert das Wachstum und die Vermehrung von Viren, aber auch von Pilzen und Keimen. Im Gegensatz zu Antibiotika schädigt Knoblauch nicht den Darm.

Die wundervolle Knolle sollte viel öfter auf unserem Speiseplan stehen. Wer mit dem Geruch Probleme hat, kann auf Kapseln und andere Fertigpräparate zurückgreifen, aber frischer Knoblauch ist immer die bessere Wahl.

Ich verwende Knoblauchöl täglich im Salat oder mache auch mal »Monsterkuren«: Dann streiche ich mir Butter aufs Brot und belege es dick mit dünnen Knoblauchscheiben. Köstlich für mich und meine Darmflora! Bereiten Sie sich aus den Knoblauchschalen, die ansonsten achtlos weggeworfen werden, einen Tee.

Zwiebeln

Zwiebeln in ihrer großen Vielfalt sind etwas Gutes für unsere Abwehrkräfte. Dieses wertvolle Hausmittel gehört unbedingt in unsere Küchenapotheke. Die schwefelhaltige Verbindung Allicin unterstützt die entzündungshemmende und krampflösende Wirkung. Der vertraute Zwiebelsaft begleitete Generationen von Groß und Klein. Vorbeugend bei allen Erkältungskrankheiten ist er ein Segen, da er Viren und Keime hemmt.

Ingwer

Ingwer verhindert das Eindringen und die Ausbreitung von Viren in den Körper.

Kurkuma

Kurkuma ist ein Entzündungshemmer und wirkt immunstärkend und virenabwehrend.

Zimt

Zimt ist ein altes Hausmittel, dem antibakterielle und pilzabtötende Wirkung zugeschrieben wird. Das wärmende Gewürz regt den Stoffwechsel an.

Integrieren Sie Ingwer, Kurkuma und Zimt immer wieder bewusst in Ihr Essen.

Meistertonikum

Das ist ein uraltes Rezept aus dem mittelalterlichen Europa und ein natürliches Antibiotikum, das gegen Pilze, Viren und Bakterien hilft.

¼ Tasse klein geschnittener Knoblauch
¼ Tasse klein geschnittene Zwiebeln
2 frische Chilis (scharfe)
¼ Tasse geriebener Ingwer
2 EL geriebener Meerrettich
2 Kurkumawurzeln oder 2 EL Kurkumapulver
700 ml Apfelessig

Alles in ein großes Einmachglas geben und bis zum Rand mit Apfelessig auffüllen. Die Gewürze sollten mit dem Essig bedeckt sein. An einem kühlen und trockenen Platz für zwei Wochen stehen lassen und mehrmals täglich schütteln. Durch ein Sieb drücken und das Meistertonikum in dunklen Flaschen lagern (lange ohne Kühlung haltbar). 1 EL pro Tag einnehmen, um das Immunsystem zu stärken. Es schmeckt intensiv und scharf. Kinder und Schwangere sollten die Dosis reduzieren.

Heilsame Bäume

Fichte

Die Fichte ist der bei uns am stärksten verbreitete Baum – ungefähr jeder vierte Baum in Deutschland ist eine Fichte. Sie gehört also zu den erfolgreichsten Lebensformen auf unserer Erde. Das zeigt sich auch daran, dass der älteste bekannte Baum eine Fichte in Schweden ist. Sie soll 9.550 Jahre alt sein. Man erkennt Fichten gut an ihren piksenden Nadeln, wie das alte Sprichwort sagt: »Die Fichte sticht, die Tanne nicht.« Außerdem fallen ihre Zapfen vollständig zu Boden – im Gegensatz zur Tanne, bei der die Zapfen langsam ihre einzelnen Schuppen verlieren. Die grünen Zapfen der Fichte sondern ein reines, durchsichtiges Harz ab, das man gut sammeln kann. Es hat sich bei Rheuma und Gliederschmerzen bewährt.

Fichtenbalsam:

Dafür löst man ca. 30 g Harz in 100 ml warmem Olivenöl auf und gibt anschließend 15 g Bienenwachs hinzu. Dieser Balsam kann auf die betroffenen Stellen aufgetragen werden und hat sich auch bei allen anderen Wunden und Entzündungen bewährt.

Fichtenbad:

Aus Fichtenzweigen kann man gut Bäder machen – sie wirken durchblutungsfördernd, schleim- und hustenlösend. Für ein Bad wird eine Handvoll frische Fichtenzweige ins Badewasser geben.

Fichtenspitzenhonig:

Fichtenspitzenhonig ist ein gutes Mittel bei Husten, Grippe und Erkältung. Dafür werden die frischen Triebe in flüssigen Honig eingelegt.

Linde

Die Linde ist schon seit Jahrhunderten als Gerichts- und Tanzlinde bekannt. Das Dorf versammelte sich zur fröhlichen Geselligkeit unter Linden. Ich weiß, wo unsere Linden stehen, und besuche sie oft, bevor sie blühen. Bienen zeigen mir, wann der ideale Pflücktermin ist. Sie umschwärmen den Baum und sammeln Pollen. Da herrscht dann ein herrliches Gesumme und Gebrumme. Wenn der ganze Baum duftet und die Knospen aufgesprungen sind, ist die beste Sammelzeit. Die Sommerlinde blüht meist im Juni, die Winterlinde bis Mitte Juli. Andere Arten wie die Krimlinde und die Silberlinde blühen sogar noch bis in den August hinein. Linde wirkt schweißtrei-

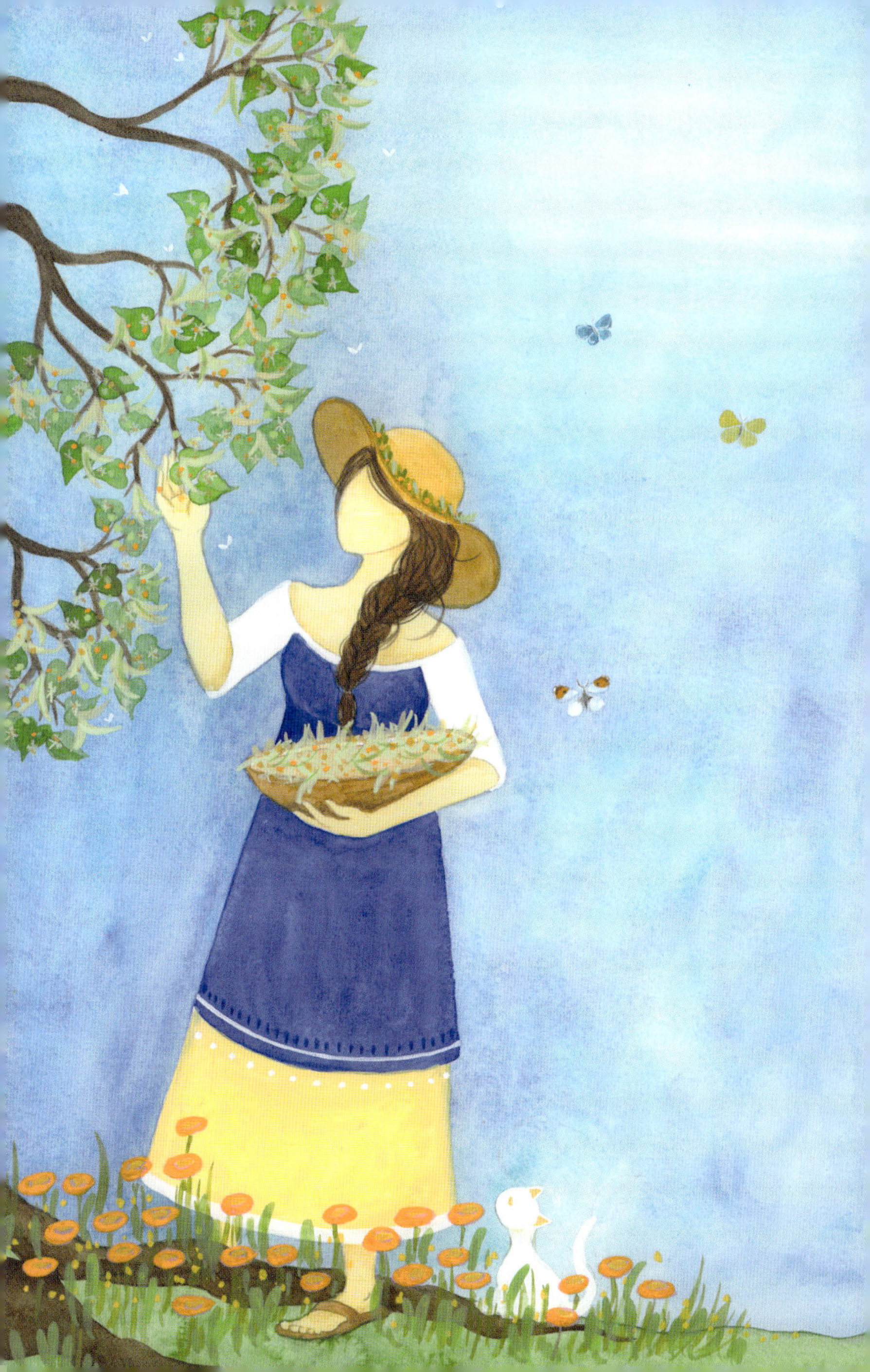

bend, immunsteigernd, beruhigend, reizlindernd, entgiftend und fiebersenkend.

Der süß-würzige **Lindenblütentee** mit seinem angenehmen Duft sollte in keiner Hausapotheke fehlen.

Lärche

Lärchen sind die fröhlichsten unserer Nadelbäume. Im Herbst färben sie ihr Nadelkleid sonnengelb und werfen die Nadeln ab, im Frühling treiben sie mit einem frischen hellen Grün wieder aus. Sie sind Bäume, die Zuversicht und Hoffnung spenden.

Wenn in Märchen eine Lärche auftaucht, kann man gewiss sein, dass jetzt etwas Gutes passiert: So finden die Figuren Brotkörbchen, die sich immer wieder füllen, oder auch ein Schatzkästchen, das nicht leer wird.

Auch im echten Leben steckt die Lärche voller Schätze: Frische Lärchentriebe schmecken hervorragend zitronig-frisch. Wer sie probiert, wird merken, wie schnell die Nase dabei frei wird, denn in ihnen ist viel ätherisches Öl enthalten.

Lärchenbalsam:

Das Harz kann wunderbar zur Wundversorgung verwendet werden – dafür kann es auch mit Fichtenharz gemischt und dann wie beim Fichtenbalsam beschrieben zubereitet werden.

Massageöl:

Die harmonisierende und beruhigende Wirkung des ätherischen Öls hat sich in Massageölen bewährt – dafür werden drei Tropfen ätherisches Lärchenöl in 30 ml Mandelöl getropft. Und auch diejenigen, die wieder mehr Kreativität und Lebensfreude erleben wollen, können das ätherische Öl der Lärche für sich nutzen, z. B. in einem Aromavernebler.

Die Lärche ermutigt uns und scheint uns mit ihren wippenden Zweigen zuzusprechen: »Na los, fang an! Du schaffst das und da wartet Gutes auf dich!«

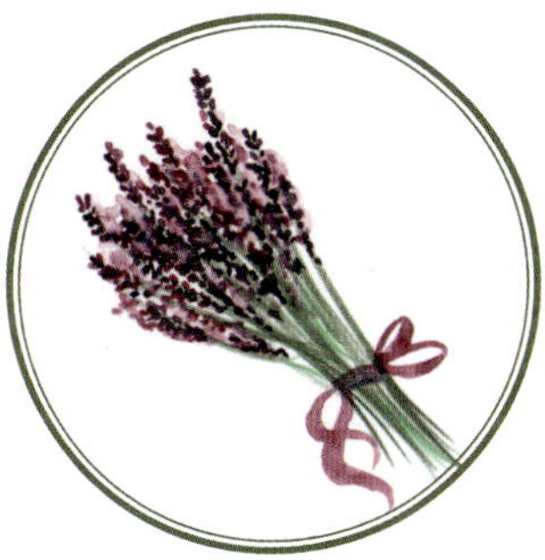

Kleine Gesundheitsweisheiten zum Schluss

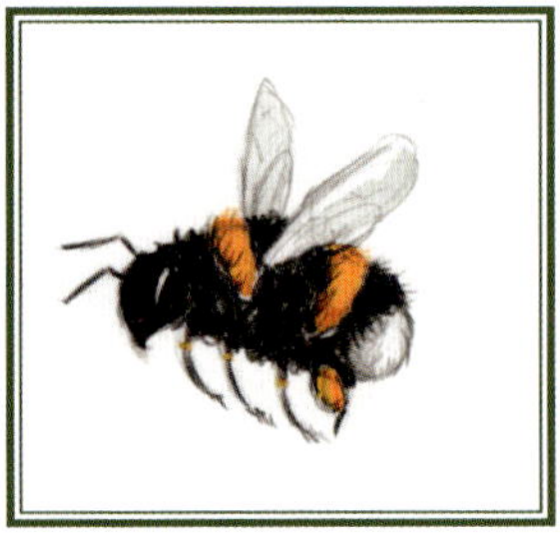

**»Willst du immer weiterschweifen?
Sieh, das Gute liegt so nah.«**

(Johann Wolfgang von Goethe, 1749–1832)

**»Wir haben es nicht mit Krankheiten
zu tun, sondern mit Fehlern
in der Lebensführung.«**

(A. Waerland, 1876–1955)

»Gesundheit erhält man nicht im Handel, sondern durch den Lebenswandel.«

(Sebastian Kneipp, 1821–1897)

»Veränderung ist am Anfang schwer, in der Mitte chaotisch und am Ende wunderschön.«

(Unbekannt)

»Verzicht nimmt nicht, Verzicht gibt. Er gibt die unerschöpfliche Kraft des Einfachen.«

(Martin Heidegger, 1889–1976)

»So, jetzt habe ich es Euch gesagt. Wenn Ihr es tut, so ist es recht, wenn nicht, so habe ich es wenigstens gesagt. Macht nun, wie Ihr wollt, der Schaden oder der Nutzen ist Euer.«

(Sebastian Kneipp, 1821–1897)

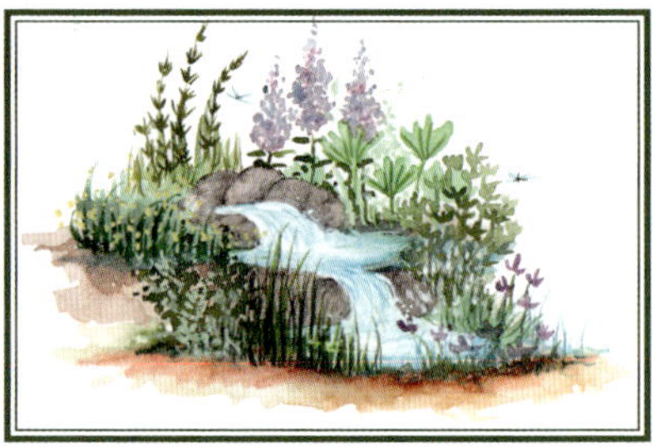

»Ich wünsche dir
die Unverwüstlichkeit, Tatkraft
und Lebensfreude,
die im Löwenzahn steckt.

Ich wünsche dir
die tiefe Verwurzelung
einer Ringelblume.

Ich wünsche dir die Geselligkeit
des Huflattichs,
der nie allein wächst.

Ich wünsche dir die Lebensfreude
und die Kraft der Sonne,
die das Johanniskraut in dir wecken kann.

Ich wünsche dir die Hartnäckigkeit
der Brennnessel, die als Unkraut gilt,
sich schwer vertreiben lässt
und sich zu wehren weiß.

Ich wünsche dir die Beruhigung
und Entspannung, die die Melisse
und der Baldrian schenken.

Ich wünsche dir Wachstum,
Gesundheit und Freude an allem,
was wächst und blüht.

So segne dich der gütige Gott, heute,
morgen und jeden Tag deines Lebens. Amen.«

*(Segenswunsch zum Fest der Kräuterweihe
an Mariä Himmelfahrt)*

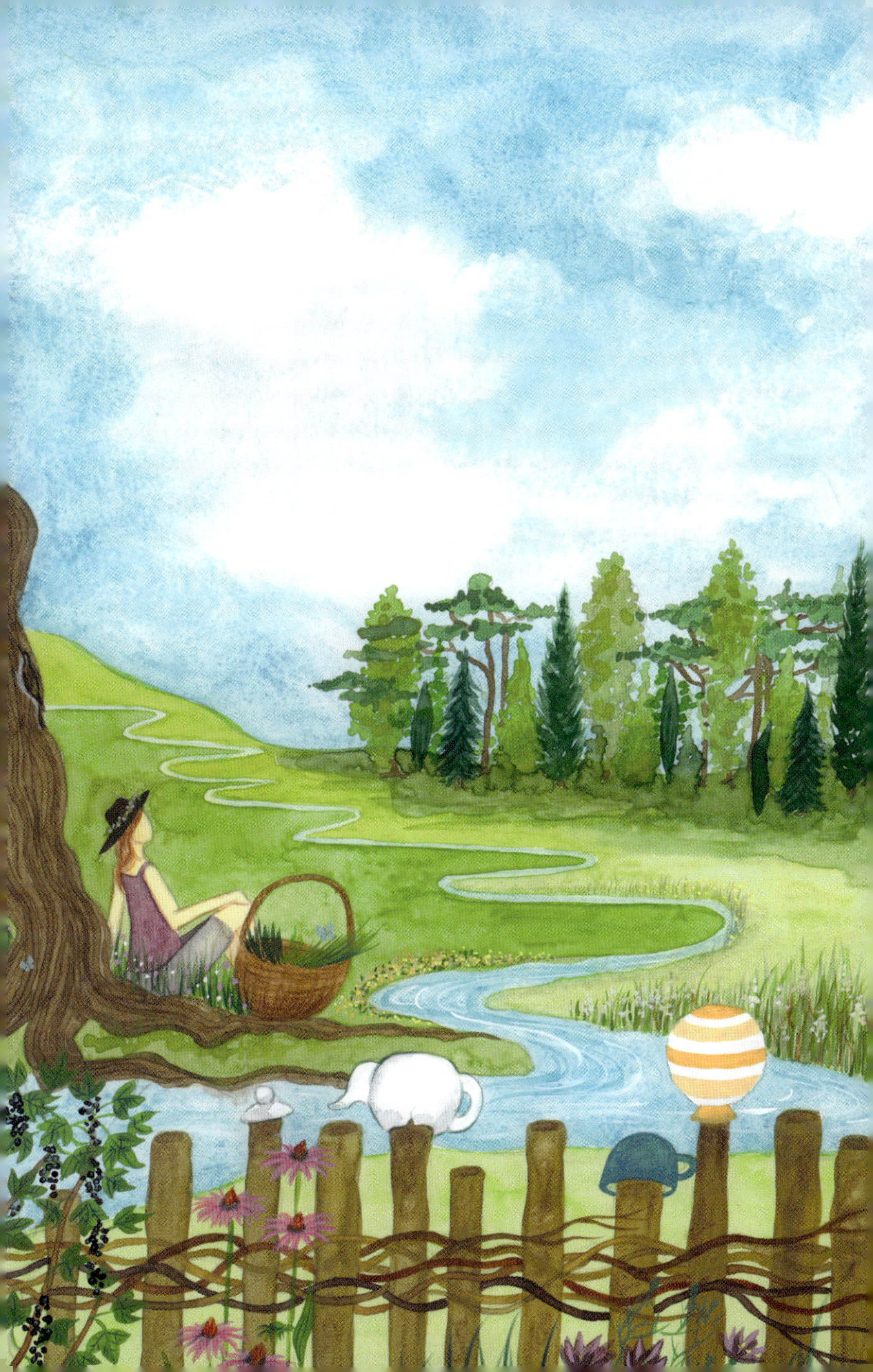

Nachwort

Ich hoffe, ich habe Ihnen etwas »Gesundheitsmut« gemacht. Probieren Sie bei Alltagsbeschwerden doch erst einmal Naturheilmittel der verschiedensten Art aus, bevor Sie den Gang zum Arzt antreten. Es lohnt sich immer, seine Gesundheit auch ein Stück selbst in die Hand zu nehmen! Natürlich ersetzt dieses Buch nicht einen Arztbesuch. Aber als Ergänzung, zur Prävention, zur Stärkung und als Erste-Hilfe-Maßnahme bietet es wertvolle Anregungen.

Gehen Sie kleine Schritte und fangen Sie mit wenigen Dingen an. Unser Körper muss ab und zu einen Schubs und Anstoß bekommen, um seine guten Selbstheilungskräfte zu aktivieren.

Auf diesem Weg wünsche ich Ihnen ein gutes Leben und Gottes Segen. Bleiben Sie gesund und froh!

Ihre Ruth Pfennighaus

Über das Ganzheitliche Gesundheitshaus Marburg

Im Gesundheitshaus Marburg ist es uns ein wichtiges Anliegen, das Immunsystem zur Vermeidung und Linderung von Krankheiten zu stärken. Dafür bieten wir Ihnen folgende Möglichkeiten:

Unsere Medien:
Die Experten-Sendereihe mit dem Titel »Gesundheit erleben« bei Hope TV und auf YouTube sowie die Reihe »Kleine Kräuterkunde«. Einen Überblick finden Sie unter
www.ge-haus.de/tv/.

Monatliche Impulse, die Sie über unseren Newsletter erhalten. Siehe www.ge-haus.de/impulse.

Unsere im Verlag Francke-Buch GmbH erschienenen Bücher: »Wir sind für den Garten geboren«, »Einfach fasten – gesünder leben«, »Kleine Frauenkräuterkunde« und »Rituale für den Alltag«.

Eine Broschürenreihe des Gesundheitshauses mit jährlich zwei Neuerscheinungen, u. a. »Ganzheitliche Immunstärkung«.

Kurse und Beratung:
Für Ihre speziellen Fragen rund um die Gesundheit können Sie bei uns eine Beratung buchen.

Besonders zu empfehlen ist unser vielfältiges Seminarprogramm, z. B. ein Tagesseminar »Selbstheilungskräfte stärken« sowie viele ausführliche Kurse und Weiterbildungen.

Schauen Sie sich doch einfach einmal unter
www.ge-haus.de um.

Weitere Bücher von Ruth Pfennighaus

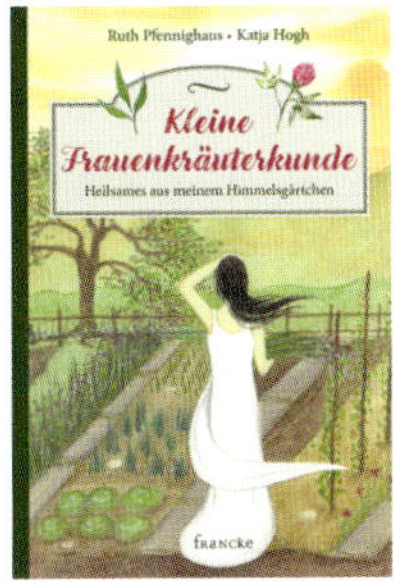

Kleine Frauenkräuterkunde
Heilsames aus meinem Himmelsgärtchen
ISBN 978-3-96362-136-9
93 Seiten, gebunden

Gärten sind nicht nur ein wahres Wunderwerk, um zu entschleunigen, sondern halten auch einen unglaublichen Reichtum für uns bereit. In vielen Pflanzen schlummern verborgene Schätze – gerade für uns Frauen! Entdecken Sie die geheime Wirkkraft unserer heimischen Kräuter und Wiesenpflanzen und machen Sie sie für sich nutzbar. Ihre Gesundheit wird es Ihnen danken. Und Ihre Seele ebenso …
Berührende Bilder der Künstlerin Katja Hogh gepaart mit Gedichten, Sinnsprüchen, Segensversen und persönlichen Einsichten der bekannten Phytotherapeutin Ruth Pfennighaus sowie handfestem Kräuterwissen, Gesundheitstipps und Naturkosmetikrezepten.

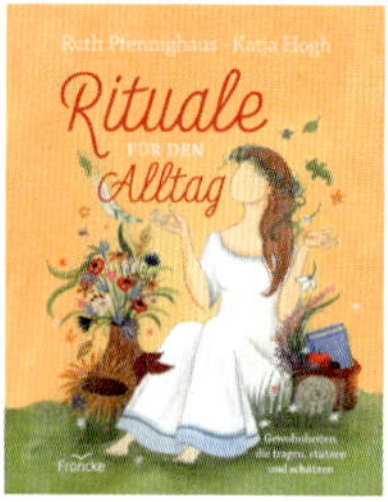

Rituale für den Alltag
ISBN 978-3-96362-295-3
80 Seiten, gebunden

Rituale verleihen Kraft, geben Sicherheit, Frieden und Stärke. Rituale geben unserem Alltag Struktur und einen hilfreichen Rhythmus. Und sie verankern in unserem Leben Wichtiges, was sonst zu kurz kommen würde. In diesem Buch stellt uns die bekannte Autorin und Gesundheitsberaterin Ruth Pfennighaus vor, welche Rituale sie durch den Tag und das Jahr begleiten und ihr zu Kraftquellen und Ruheorten mitten im Alltag werden. Es sind Gewohnheiten, die der Selbstfürsorge dienen und darüber hinaus durch Übungen, Symbole, Lieder und Gebete unsere Beziehung zu Gott und Mensch festigen.
Die persönlichen Einsichten der Autorin lassen sich gut auf das eigene Leben übertragen und regen dazu an, selbst heilsame Rhythmen zu finden, damit wir beschenkt, fröhlich und gelassener durch unsere Tage gehen können. Vertieft werden die Texte durch ausdrucksstarke Bilder der Künstlerin Katja Hogh.

Wir sind für den Garten geboren

Naturheilmittel für Körper, Seele und Geist neu entdecken. Ein ganzheitliches Praxisbuch

ISBN 978-3-86827-721-0
176 Seiten, Paperback

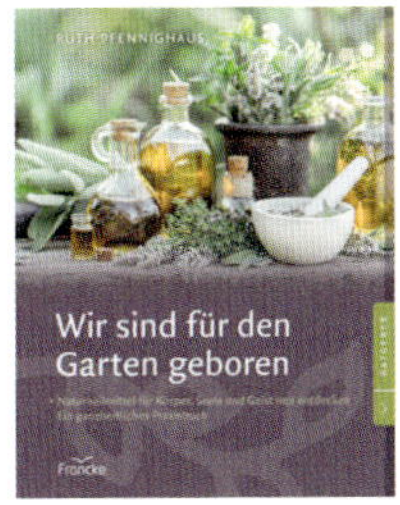

Gott hat uns Menschen ursprünglich für den Garten Eden geschaffen. Und er hat uns alles gegeben, was ein gesundes, erfülltes Leben ermöglicht. Vertrauensvolle Beziehungen, Bewegung in seiner schönen Schöpfung, einen beglückenden Rhythmus von Arbeit und Ruhe, erfrischendes Wasser, wertvolle Nahrung und nicht zuletzt eine wahre Naturapotheke an Heilpflanzen und -kräutern. Doch oft haben wir verlernt, die guten Gaben unseres Schöpfers wahrzunehmen und anzuwenden, die doch zum Wohl unseres Körpers und unserer Seele gedacht sind.
In diesem Buch gibt uns Ruth Pfennighaus ganzheitliche, einfach umzusetzende Tipps an die Hand, wie wir gesünder, gelassener und glücklicher durchs Leben gehen können. Gehen Sie mit auf eine Entdeckungsreise in die Welt der Naturheilschätze und der Geschenke, die uns der Schöpfer direkt vor die Haustür gelegt hat!

Mit Rezepten für gesunde Gerichte, Tees, Tinkturen, Salben u. v. m.

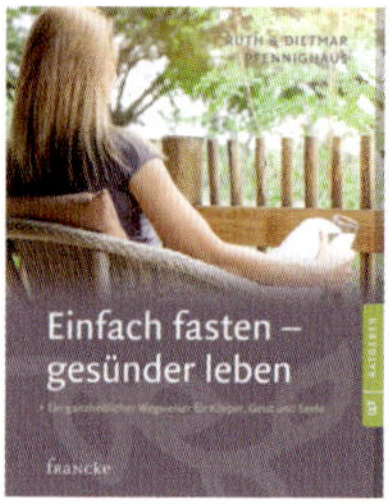

Einfach fasten – gesünder leben

Ein ganzheitlicher Wegweiser für Körper, Geist und Seele

ISBN 978-3-96362-144-4
219 Seiten, Paperback

Fasten, gerade auch das Heilfasten, erfreut sich zunehmender Beliebtheit. Dabei ist es kein neuer Trend, sondern basiert auf altem Heilwissen und ist dem menschlichen Körper nicht fremd. Im Gegenteil. Fastenzeiten können zur körperlichen und seelischen Entschlackung beitragen, die Selbstheilungskräfte stärken und uns neue Horizonte in unserem Leben eröffnen. Daher enthält dieser außergewöhnliche Begleiter für Ihren persönlichen Fastenweg auch beides: alltagsnahe, einfach umzusetzende Fastentipps sowie spirituelle Impulse, die Ihnen helfen, achtsam mit sich selbst umzugehen, mit Ihrem Schöpfer in Berührung zu kommen und der Schöpfung Wertschätzung entgegenzubringen. Entdecken Sie, wie Ihnen Loslassen und Verzicht helfen können, das Leben in seiner Fülle zu genießen!

Ein wertvoller Begleiter für Ihre Fastenreise, der Ihnen Anregung für Fasten-Varianten, Entlastungstage, Fastenbrechen und Aufbautage gibt. Mit spirituellen Impulsen und Übungen zur Stärkung der Achtsamkeit.